ICU 临床指引手册
ICU Clinical Guidelines

香港大学深圳医院ICU 编

U0214590

SPM 南方出版传媒
广东科技出版社｜全国优秀出版社
·广 州·

图书在版编目（CIP）数据

ICU临床指引手册/香港大学深圳医院ICU编. —广州：广东科技出版社，2019.11
　　ISBN 978-7-5359-7260-6

　　Ⅰ.①I… Ⅱ.①香… Ⅲ.①险症—诊疗—手册 Ⅳ.①R459.7-62

中国版本图书馆CIP数据核字（2019）第201849号

ICU 临床指引手册
ICU Clinical Guidelines

出　版　人：朱文清
责任编辑：李　旻
装帧设计：友间设计
责任校对：杨崚松
责任印制：彭海波
出版发行：广东科技出版社
　　　　　（广州市环市东路水荫路11号　邮政编码：510075）
销售热线：020-37592148 / 37607413
http：//www.gdstp.com.cn
E-mail：gdkjzbb@gdstp.com.cn（编务室）
经　　销：广东新华发行集团股份有限公司
印　　刷：广州市彩源印刷有限公司
　　　　　（广州市黄埔区百合3路8号　邮政编码：510700）
规　　格：889mm×1 194mm　1/32　印张12.25　字数245千
版　　次：2019年11月第1版
　　　　　2019年11月第1次印刷
定　　价：88.00元

如发现因印装质量问题影响阅读，请与广东科技出版社印制室联系调换（电话：020-37607272）。

编委会

序 言

很高兴向大家介绍这本《ICU临床指引手册》。这本手册涵盖了ICU最常见的疾病类型，每篇指引均基于充足的临床证据，经过反复考究后编写，提供简明扼要的快速参考方案，将ICU临床诊疗思路及紧急处理方法精准地分享给读者。

医学是科学也是艺术。每一位危重症患者在进入医院的那一刻，都应该得到高质量和高效的循证医疗服务。本手册的创作和发行就是对医学艺术的一种表达。

手册主要编写者唐泽君医生是一位经验丰富的临床医生和专业的科室主管。该手册将理论与实践相结合，旨在指导临床工作细节。通过唐医生和她的团队对经验和智慧的无私分享，不懈努力地撰写与整理，最终促成此手册的出版。我十分期待此手册在国内出版发行，成为香港同胞为内地医疗事业做出的其中一点贡献。

卢宠茂

香港大学深圳医院院长

前 言

临床指引是指"通过对医学研究的证据作系统性分析，对各种治疗方案的益处、风险的评估，综合而成的医疗建议，旨在优化患者的治疗"。临床指引更重要的是其可行性，对于资源不同的医疗体系，通过适当的调节，把国际临床指引变成为真正的实践指引。

重症医学科是近年快速发展的专业，特别是在中国。在医学上，每年都有大量信息和新证据涌现，导致标准治疗容易被忽视，但是对于大多数重症患者来说，标准治疗可能已经足够。

过去几年，香港大学深圳医院重症医学科制定并实施了系列的临床指引。这些指引是以国际指引作为基础，结合临床经验和国内特色而制定，经医生同行使用而获得广泛好评，因此集结成书。相信本书的出版有益于从事重症医学的医生，无论其工作经验如何，在工作实践中能更有效地帮助其他医生及危重患者。

唐泽君

香港大学深圳医院

重症医学科主管

内容简介

　　重症医学是一门需要掌握大量理论知识和众多技能的复杂临床学科。香港大学深圳医院重症医学科在临床实践中，参考国内外优秀重症医学科发展方向，结合香港重症医学领域的工作经验，制作了科室指引，应用于感染控制、呼吸系统、循环系统、消化系统、内分泌与代谢系统、神经系统、血液净化、重症超声、安全用药等方面。本指引的临床实用性极强，可以让ICU医生迅速掌握治疗重点，为危重患者的抢救赢得宝贵时间。

　　鉴于本指引清晰明了的条列式呈现和可靠的操作性，我们希望本书可为国内ICU专科及各危重症领域工作者参考借鉴，以期更加规范ICU的各项操作，从而帮助更多危重的患者解除痛苦。

目录
Contents

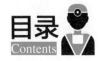

目录
Contents

目录
Contents

目录

Contents

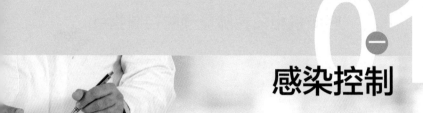

0-1

感染控制

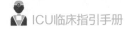

呼吸机相关性肺炎预防控制指引

呼吸机相关性肺炎（ventilator associated pneumonia，VAP）会延长患者机械通气时间，延长住ICU天数和总住院天数，增加死亡风险和医疗费用。为减少患者VAP发生率，结合ICU临床实际工作，参考文献资料，阅读相关指南，制定VAP预防控制指引，以规范ICU的VAP预防控制，提高临床安全性。

一、定义

传统VAP的敏感性和特异性都较低，并且受主观因素影响较大，导致不同临床医生可能计算出不同的VAP发生率。在2011年，美国疾病控制和预防中心（CDC）发布了客观的呼吸机相关事件（ventilator-associated events，VAE）定义，VAE不仅包括VAP，还包括其他机械通气相关的严重并发症。VAE定义包括呼吸机相关状况（ventilator-associated conditions，VAC）（附件1）、感染相关并发症(infection-related ventilator-associated complications，IVAC）、可能的肺部感染（possible pneumonia）和非常可能的肺部感染（probable pneumonia）的诊断标准。此外CDC还根据患者的免疫功能状态分别提出免疫功能正常和免疫功能抑制患者VAP的诊断标准。

1. **呼吸机相关事件（VAE）**　　VAE是一组客观标准的组合，包括呼吸机辅助呼吸患者基本病情稳定或逐渐改善的基础上出现氧饱合度下降的表现、感染或炎症反应的证据、呼吸道感染的实验室证据。

2. **呼吸机相关状况（VAC）**　　呼吸机辅助呼吸患者基本病情稳定或逐渐改善(呼吸机支持条件≥2天未增加或每天最低PEEP或FiO_2正在逐渐降低）的基础上出现氧饱和度下降（氧饱和度下降评判标准：FiO_2比当天最低FiO_2增加≥20%，并且持续2天或PEEP比当天最低PEEP增加≥3cm H_2O，且持续2天）。

备注：（1）每天最低PEEP或FiO_2，指的是维持时间≥1h的当天最低PEEP或FiO_2。

（2）PEEP在0～5cmH_2O变化被认为是呼吸机支持条件没有变化。

3. **感染相关并发症（IVAC）**　　满足VAC的前提下，机械通气≥3天的患者，在氧饱和度开始下降的2天内，同时满足下列2个条件。

（1）体温＞38℃或＜36℃，或者白细胞≥12×10⁹/L或＜4×10⁹/L。

（2）更换抗生素后，持续时间≥4天。

4. **可能的肺部感染（possible pneumonia）和非常可能的肺部感染（probable pneumonia）**　　满足IVAC的前提下，机械通气≥3天的患者，在氧饱和度开始下降的2天内，满足下列条件之一。

（1）下列标本其中任一培养阳性

1）气管内吸取物培养≥10^5 cfu/mL或相当的半定量培养结果。

2）支气管肺泡灌洗液培养≥10^4 cfu/mL或相当的半定量培养结果。

3）肺活检培养≥10^4 cfu/g或相当的半定量培养结果。

4）保护性毛刷培养≥10^3 cfu/mL或相当的半定量培养结果。

（2）脓性气道分泌物　定义为肺、支气管、细支气管分泌物标本，在每低倍镜视野下，中性粒细胞数量：大量、4+、或≥25个；并且上皮细胞数量：极少量、偶见、少量、1+或2+，或≤10个。而且下列标本其中之一培养阳性〔定量培养或定量/半定量培养阳性，但是没有达到（1）中的诊断标准〕：痰、气道内分泌物、支气管肺泡灌洗液、肺组织、保护性毛刷。

（3）下列化验结果之一阳性

1）胸水培养阳性（标本为胸腔穿刺时或留置胸管时留取的，不是从留置的胸管中留取的）。

2）肺组织病理阳性　脓肿形成，或细支气管和肺泡中可见大量中性粒细胞浸润；发现肺组织被真菌（菌丝、假菌丝或酵母菌）浸润；肺组织免疫组化、细胞学或显微镜检查发现病毒感染的证据；军团菌诊断试验阳性；呼吸道分泌物的流感病毒、合胞病毒、腺病毒、副流感病毒、鼻病毒、人类偏肺病毒诊断试验阳性。

5. 免疫功能正常和免疫功能抑制患者呼吸机相关性肺炎的诊断标准（附件2）。

（1）免疫抑制患者包括 中性粒细胞减少（中性粒细胞绝对值<0.5×10^9/L）、白细胞减少、淋巴瘤、CD4<200的HIV患者，或脾切除的患者、移植后需要应用细胞毒药物或需要每天应用大剂量激素（泼尼松>40mg，氢化可的松>160mg，甲基泼尼松龙>32mg，地塞米松>6mg，可的松>200mg）超过2周的患者。

（2）有基础心、肺疾病患者，包括间质性肺炎、充血性心力衰竭的患者。

二、预防控制要点

1. 基本措施

（1）在ICU建立VAP质控小组，制定VAP预防控制指引。

（2）新员工入职进行VAP预防控制措施培训。

2. 减少气管插管和有创机械通气天数

（1）严格把握气管插管指征，若病情允许，可首先考虑无创正压通气（NIPPV）。

1）例如充血性心力衰竭和慢性阻塞性肺病急性加重（AECOPD）患者等。

2）下列病情应用NIPPV时务必谨慎 意识水平降低、急性呼吸窘迫综合征（ARDS）、严重酸中毒、持续应用NIPPV但呼吸困难和二氧化碳潴留仍未缓解的患者。以上情况应用

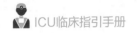

NIPPV有可能延长气管插管时间，加重病情甚至导致死亡。

（2）减少镇静药物使用

1）可耐受气管插管患者，避免过度镇静。RASS评分目标-1～-2分。

2）应用非苯二氮䓬类药物或其他措施控制患者烦躁，如使用抗精神病类药物、丙泊酚和右美托咪啶及疼痛控制、心理疏导等。

3）每日评估，早期脱机拔管。

3. 气管插管

（1）预期气管插管时间＞48h或72h的患者，考虑使用带声门下吸引的气管插管。

（2）插管过程中，保证无菌操作原则，戴口罩、帽子、无菌手套，高飞沫传播疾病风险时戴护目镜或面屏。

4. 临床工作与护理

（1）加强手卫生管理　5个洗手时刻：接触患者前、清洁无菌操作前、接触患者后、接触分泌物及血液或体液后、接触患者周围环境后。

（2）加强机械通气患者的早期活动和功能锻炼。

（3）预防误吸

1）无禁忌，抬高床头30°～45°，尤其开始肠内营养的患者。

2）肠内营养开始前，确认胃管位置。

3）调整肠内营养速度，避免胃潴留。

4）粗管腔胃管可影响食管括约肌关闭，增加营养液反流风险。

（4）口腔护理 0.12%氯己定溶液口腔护理，8h 1次。

（5）防止呼吸机管路内冷凝水流向患者

1）呼吸机湿化器位置应低于病床水平。

2）定期将冷凝水引流至管路集水罐或排空，勿引流至湿化器。

3）移动患者前，将冷凝水引流至管路集水罐或排空，清理患者口腔分泌物。

（6）防止声门下分泌物进入下呼吸道

1）监测气囊压力（25～30cm H_2O）。

2）抽空气囊前，清理口腔和声门处分泌物。

（7）关于预防应激性溃疡

1）对于临床出血风险极低的患者，不推荐预防应激性溃疡治疗。H_2受体拮抗剂、质子泵抑制剂（PPI），都是VAP发生的危险因素。

2）权衡出血风险和VAP发生风险后，对出血风险高的患者进行预防应激性溃疡治疗。例如：机械通气≥48h或凝血功能障碍（PLT<$50×10^9$/L、INR>1.5 或PT>2倍正常值）的患者。

（8）隔离措施

1）开始呼吸道护理前与呼吸道护理后遵循手卫生原则。

2）当可接触到呼吸道分泌物时，戴清洁手套。护理不同的患者，应执行严格的洗手或手部消毒制度，并更换手套。

3）对多重耐药菌感染患者进行接触和飞沫隔离。

4）预计气管插管>48h的患者，应用密闭式吸痰管吸痰。

5. **呼吸治疗相关物品及设备**

（1）为患者提供一次性和/或高水平消毒的呼吸机管路。

（2）每周更换呼吸机管路1次。

（3）呼吸机管路有可见污染或不能正常工作时，随时更换管路。

（4）呼吸机管路雾化吸入装置，使用前用70%乙醇消毒雾化接口。

（5）妥善处理和存储消毒后的呼吸设备，如呼吸机管路、呼气阀门、面罩、纤支镜等。每次使用前检查无菌物品的保质期和包装。

（6）重复利用的呼吸设备，如人工呼吸球囊、模肺和雾化储雾罐等，患者单独使用（勿交叉），每次使用后用70%消毒接口。患者转出ICU后或使用过程中有可见污染，送消毒供应中心（CSSD）消毒。

6. **定期科室会议公布VAP发生率和讨论进一步改进措施。**

（杜　倩）

参考文献

[1] MICHAEL KLOMPAS. Strategies to prevent ventilator-associated pneumonia in acute care hospitals: 2014 update[J]. Infect Control and Hospital Epidemiology, 2014, 35(8):915-936.

[2] BRANSON RD1. The ventilator circuit and ventilator-associated pneumonia[J]. Respir Care, 2005, 50(6):774-785.

附件1 CDC关于VAE的诊断流程（图1-1）

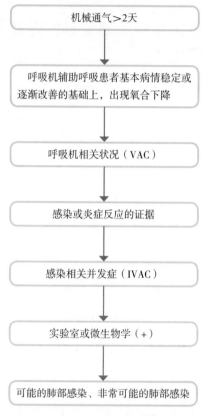

图1-1 CDC关于VAE的诊断流程

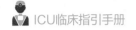

导管相关性血流感染预防控制指引

导管相关性血流感染（catheter related blood stream infection，CRBSI）将会增加医疗费用，延长患者住院天数。为减少ICU患者CRBSI发生率，结合ICU临床实际工作，参考文献资料、阅读相关指南，制定CRBSI预防控制指引，以规范ICU的CRBSI预防控制，提高临床安全性。

一、定义、危险因素和标本留取方法

1. **定义** CRBSI是指有血管内导管患者（导管留置时间＞48h）的外周血培养为细菌血症或真菌血症，有临床感染的表现：发热、寒战和/或低血压，中心静脉导管是感染源。至少满足下列条件之一。

（1）导管血和外周血抽取的量是相同的（≥10mL），导管血培养报警时间，至少比同时留取的外周血培养报警时间早2h。

（2）同时留取的血定量培养，导管血培养细菌菌落数/外周血培养细菌菌落数＞3∶1。

（3）每根管半定量培养（＞15 cfu）或每根管定量培养（＞10^2 cfu），从导管尖端和外周血培养分离出相同种类的病原菌。

2. **危险因素**　住院时间长、穿刺置管时间长、导管留置时间长、导管端口大量微生物定植、非锁骨下深静脉置管、中性粒细胞减少、不标准的导管维护等。

3. **标本留取方法**　应用抗生素之前，同时留取外周血和导管血培养，分别留取需氧菌和厌氧菌血培养，每个培养瓶留取血液的量相同，每个标本瓶至少留取10mL血液。

二、基础预防措施

1. **置管前**

（1）医务人员应掌握放置血管内导管的适应证，尽量减少不必要的置管。

（2）医务人员应接受正确置管、导管维护和导管相关血流感染预防控制措施的培训，熟练掌握正确的操作规程。

（3）院感小组和有创操作小组对新入职员工进行无菌操作考核。

2. **置管过程**

（1）用物准备　无菌洞巾、消毒包、深静脉导管包、氯己定乙醇、0.9%NS 100mL、盐酸利多卡因注射液1支、无菌手术衣、无菌手套、操作台、防护目镜（必要时）。

（2）置管原则　①导管部位选择：根据患者具体病情，尽可能不选择股静脉为穿刺点。②导管选择：尽可能选择满足患者需要的最少腔的中心静脉导管。

（3）评估　医生评估穿刺部位，超声定位穿刺点。

（4）过程

1）医生对清醒患者解释，取得患者配合。

2）保护患者隐私，拉床帘。

3）医生和护士为患者摆合适体位 ——→

①颈内静脉：头低脚高位，患者头部转向对侧，颈部后仰

②锁骨下静脉：头低脚高位，将小枕头垫在肩胛骨之间，助手将穿刺同侧的前臂尽量向外、向下伸展，使得肩膀和锁骨进一步分离，找出适合的穿刺点

③股静脉：平卧位，穿刺侧腿稍外展屈曲

④腋静脉：头低脚高位，超声引导穿刺

4）参与穿刺置管的医生均需戴帽子、口罩，洗手，穿手术衣，带无菌手套。

5）打开消毒包，倒入氯己定乙醇、0.9%NS。

6）打开深静脉导管包，医生测试深静脉导管是否通畅，注入0.9%NS排气后，夹闭导管开关。

7）消毒 ——→

①消毒范围：应用氯己定乙醇消毒，自穿刺点由内向外以同心圆方式消毒，消毒半径15cm

②消毒剂待干后，才可开始穿刺导管

8）铺巾 ——→

以穿刺点为中心实施无菌最大化屏障保护

9）局部麻醉。

10）穿刺　应用5mL带针头注射器探查并定位穿刺静脉。当导管包内穿刺针刺入静脉，降低针头与静脉的角度，再次回抽血液确认针头位置，拔除注射器并观察血液流出的

速度及颜色以判断是否为静脉血。在穿刺针末端置入导丝（20~30cm），置入导丝时注意观察心电图变化，以免导丝进入心脏导致心律失常。锁骨下静脉穿刺时，置入导丝时助手协助按压同侧颈内静脉避免导丝置入颈内静脉。拔出穿刺针时，注意导丝尾端避免污染。扩皮器沿导丝扩张皮下组织。沿导丝置入导管，注意导丝末端始终保留在导管外。置管深度到位后，拔出导丝，与床旁护士确定导丝已经拔出。

11）导管置入后，检查每一个管腔内回血是否通畅，用0.9%NS冲净导管内血迹，连接肝素帽。

12）再次确认导管长度，缝合固定导管在正确位置。

13）擦干皮肤血迹，再次消毒穿刺口，贴无菌敷料，标注穿刺日期、时间。

14）操作完毕，处理污物，将锐器放入锐器盒。

15）为患者调整舒适体位。

16）开留置导管医嘱，书写穿刺记录。

17）X线片确认导管位置，除外气胸、血胸。

①股静脉置管后不需X线片确认，回血通畅即可使用
②颈内静脉、锁骨下静脉、腋静脉、股静脉置管后，可连接中心静脉（CVP）压力传感器，通过观察波形确认深静脉位置后，即可使用

3. 置管后

（1）医务人员应当每天检查导管穿刺点，对保留导管的必要性进行评估，不需要时应及时拔除。

（2）保持导管连接端口的清洁

1）注射药物前，用氯己定乙醇、70%酒精或碘伏大力擦拭至少5s，待干30s后使用。

2）如有血迹等污染，应立即更换。

3）患者擦浴时，应注意保护导管，避免污染。

（3）更换置管穿刺点敷料原则

1）尽可能使用无菌、透明、透气性好的敷料覆盖穿刺点，对于高热、出汗、穿刺点出血、渗血的患者应使用无菌纱布覆盖。

2）更换间隔时间　无菌纱布为2天，无菌透明敷料为7天。如果纱布或敷料出现可见污染、潮湿、松动时应立即更换。

3）医务人员更换敷料时，应戴无菌手套。

（4）更换输液管路原则

1）在输血、血制品、脂肪乳剂后（24h内）或停止输液时应及时更换输液管路。

2）不用于输血、血制品或脂肪乳剂的输液管路，无需频繁更换。

（5）更换导管原则

1）怀疑患者发生导管相关感染，或出现静脉炎、导管故障时，应及时更换导管。

2）抢救患者时放置的导管，若不能保证有效的无菌原则，应在48h内尽早更换。

3）不推荐导丝引导下原位置换导管，如果需原位置换，首先应除外感染。

（6）抗生素封管仅用于下列特殊情况

1）永久血液滤过置管。

2）仅有有限的静脉通路，但反复发生CRBSI的患者。

3）CRBSI导致严重并发症风险高的患者（如近期有血管内植入物的患者）。

4）请微生物科会诊评估导管留置的风险及获益后。

（杜　倩）

参考文献

[1] JONAS MARSCHALL. Strategies to prevent central line–associated bloodstream infections in acute care hospitals:2014 update[J]. Infect Control Hosp Epidemiol, 2014 , 35(2):89-107.

[2] NAOMI P，O'GRADY. Guidelines for the Prevention of Intravascular Catheter-Related Infections[J/OL]. CDC, 2002(51):1-26.

[3] ARVAND M. Intravascular catheter-related infections[J]. Bundesgesundheitsblatt Gesundheitsforschung Gesundheitsschutz,2017, 60(2):141-142.

附件 中心静脉穿刺置管注意事项

（1）穿刺点定位 伴随床旁超声技术的发展，建议穿刺前均进行超声定位后操作，或全程超声引导穿刺。

1）颈内静脉 穿刺时找到锁骨与胸锁乳突肌的两个头所形成的三角，该三角顶点的颈动脉外侧是穿刺点，穿刺时与皮肤成30°进针，方向朝向同侧乳头。

2）锁骨下静脉 穿刺点为锁骨的外1/3和内2/3交界处下方2cm左右，方向朝向胸骨切迹上2cm，穿刺针头尽可能与地面平行，针头先触碰到锁骨，后压低针头使穿刺针紧贴锁骨下缘进针。

3）股静脉 穿刺点在动脉内侧约1cm以及腹股沟韧带下约2指，穿刺时与皮肤成30°~45°进针，穿刺方向与血管走行方向平行。

（2）穿刺时，无论进针或退针始终保持注射器负压状态。

（3）颈内静脉、锁骨下静脉和腋静脉穿刺体位保持头低脚高位，股静脉穿刺保持平卧位。

（4）使用全程超声引导穿刺时严格无菌操作，避免污染术区。

导尿管相关性尿路感染预防控制指引

导尿管相关性尿路感染（catheter associated urinary tract infections，CAUTI）的危险因素包括患者方面和导尿管置入与维护方面。患者方面的危险因素包括：留置尿管时间、女性患者、高龄、免疫抑制、糖尿病、细菌定植、错误的尿管操作（尿管置入、尿管维护的无菌操作不规范，非密闭的尿液引流系统等）。CAUTI将会延长住院天数，增加医疗费用。为减少患者CAUTI发生率，结合ICU临床实际工作，参考文献资料、阅读相关指南，制定CAUTI预防控制指引，以规范ICU的CAUTI预防控制，提高临床安全性。

一、定义

CAUTI是指患者置入尿管48h后或拔除尿管48h内，发生的泌尿系统感染。

有症状的菌尿　患者置入尿管后或拔除尿管48h内，尿培养≥10^3 cfu/mL，有泌尿系统感染的症状或体征（下腹触痛、肾区叩痛，或全身炎症反应表现，意识状态变差、低血压等），没有其他可以解释的感染灶。

无症状菌尿　患者置入尿管后或拔除尿管48h内，尿培养

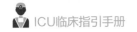

$\geqslant 10^5$ cfu/mL，没有泌尿系感染的症状。

二、预防控制措施

留置尿管的医护人员已经经过关于留置尿管的适应证、无菌技术、导尿操作、留置尿管的维护、拔除尿管的指征以及尿管相关尿路感染预防控制的培训，熟练掌握相关操作规范流程。

记录留置尿管的指征、留置尿管的日期和时间、每日评估尿管留置的必要性和拔除尿管的时间。

开展尿管相关尿路感染的目标性监测，定期公布CAUTI的发生率，持续改进，有效降低感染发生率。

三、尿管留置和维护

1. **置管前**　严格掌握留置尿管的适应证，避免不必要的留置导尿。留置尿管的指征包括：

（1）血压或容量状态改变，需要准确记录出入量。

（2）围手术期。

（3）其他。

2. **置管时**

（1）除非有临床指征，尽量选择可以通畅引流的最细尿管，减少对膀胱颈部和尿道的损伤。

（2）仔细检查无菌导尿包，如发现过期、外包装破损，不应使用。

（3）留置尿管前后，均应洗手或手消毒。

（4）无菌最大化屏障保护。

（5）充分消毒尿道口，防止污染。使用碘伏棉球消毒尿道口及其周围皮肤黏膜，棉球不可重复使用。

男性：先洗净包皮及冠状沟，后自尿道口、龟头向外旋转擦拭消毒。

女性：按由上至下、由内而外的原则清洗外阴，然后消毒尿道口、前庭、两侧大小阴唇，最后消毒会阴、肛门。

（6）置管过程，避免污染。引导患者配合操作，对烦躁不安的患者可适当镇静。

3. 置管后

（1）每日评估留置尿管的必要性，尽可能缩短留置时间，不需要时尽早拔除导尿管。

（2）保持尿液引流通畅，防止尿液逆流

1）确保尿袋高度低于膀胱水平，尿袋勿接触地面。

2）确保尿管不要打折。

3）及时清空尿袋中尿液　①使用个人专用的收集容器。②清空尿袋中尿液时，遵循无菌操作原则，避免尿袋的出口触碰收集容器，避免尿液喷溅。

4）搬动、转运患者时，及时夹闭尿管，防止尿液逆流。

5）妥善固定尿管　原则：减少牵拉和防止尿液逆流。

男患者：固定在单侧腹股沟；女患者：固定在大腿内侧。

患者翻身时，将尿袋转移至翻身同侧，避免尿管牵拉。

（3）保持尿液引流装置密闭和完整

1）尿管不慎脱出、尿管堵塞或无菌、密闭留置导尿装置破坏时，应当立即更换尿管和集尿器。

2）留取尿液标本时，可以从尿袋中采集，避免打开尿管和集尿袋的接口。病原学标本留取时勿从尿袋中直接采集。

（4）执行尿管相关操作（留取尿培养、膀胱冲洗、测膀胱内压力等）时，严格进行手卫生，戴清洁手套。

（5）每天进行会阴护理，保持尿道口清洁干燥。

（6）长期留置尿管患者，不宜频繁更换尿管。建议更换频率：硅胶尿管1次/月，乳胶尿管1次/2周，普通集尿袋2次/周，精密集尿袋1次/周。

（7）短期或长期留置尿管患者，无临床感染指征，不常规使用抗生素预防CAUTI。

（8）无血块堵塞尿管（如：前列腺或膀胱手术后出血等）风险患者，不建议行膀胱冲洗。

4. 尿培养标本留取

（1）怀疑泌尿系统感染的患者，应用抗生素前，留取尿培养标本。

（2）尿培养标本的留取方法

1）硅胶尿管留置时间超过1个月或乳胶尿管留置时间超过2周的患者，怀疑CAUTI，先更换尿管，再留取尿培养标本。

2）硅胶尿管留置时间<1个月或乳胶尿管留置时间<2周的患者，直接留取，留取时用70%乙醇消毒取样端口，待干30s（灭菌起效）后，再留取尿培养标本。

（3）首次尿培养阳性并且有临床感染症状的患者，应用抗生素的同时，应注意以下几点。

1）拔除原尿管，更换新尿管，再次留取尿培养标本。

2）复查尿培养结果为阴性，停止使用抗生素。

3）复查尿培养结果为阳性，且与第1次培养的细菌相同，可诊断为CAUTI。

4）应用抗生素7天后，再次复查尿培养。

5. 间歇性导尿及尿液引流方法

（1）脊髓损伤患者，间歇性导尿优于留置导尿。

（2）膀胱排空障碍患者，间歇性导尿优于留置导尿。

（3）间歇性导尿患者，间断使用超声评估膀胱内尿量。

（4）无尿潴留患者，男性可使用尿袋，女性可使用成人尿不湿。

（杜　倩）

参考文献

[1] EVELYN LO. Strategies to prevent catheter-associated urinary tract infections in acute care hospitals: 2014 update[J]. Infect Control and Hospital Epidemiology, 2014, 35(5):464-479.

[2] GOULD CV. Guideline for prevention of catheter-associated urinary tract infections (CAUTI) 2009[J]. Infect Control Hospital Epidemiology, 2010, 31(4):319-326.

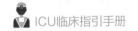

脑室外引流管相关性感染预防控制指引

脑室外引流（external ventricular drainage，EVD）管相关性感染的发生率为10%~17%，但如果置入EVD管或换药消毒处理不当，感染率可高达45%。感染发生表现为皮肤软组织感染、脑室感染、脑膜炎和硬膜下脓肿等。

一、预防控制

将EVD管相关感染预防控制规范化管理，可以减少感染发生率。标准如下：

（1）整理EVD管周围头发。

（2）严格无菌操作。

（3）仅在有指征时留取脑脊液标本。

（4）减少EVD管操作和留置时间。

（5）保持足够长的隧道长度>10cm。

（6）引流管需用无菌敷料覆盖。

（7）标准化操作。

（8）监测感染发生率。

二、实施流程

EVD管更换敷料流程（附件1）、颅内压（ICP）监测管道及EVD管道护理流程（附件2）、ICP监测管道接头护理流程（附件3）、脑脊液标本留取流程（附件4）、引流袋中脑脊液处理流程（附件5），遵照附件流程进行。

（杜　倩　覃　理）

参考文献

[1] HEPBURN-SMITH M. Establishment of an external ventricular drain best practice guideline: the quest for a comprehensive, universal standard for external ventricular drain care[J]. J of Neuroscience Nurse, 2016，48(1):54-65.

附件1 EVD管更换敷料流程（图1-3）

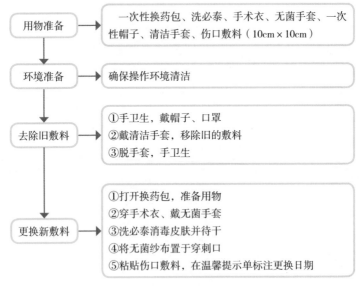

| 用物准备 | → | 一次性换药包、洗必泰、手术衣、无菌手套、一次性帽子、清洁手套、伤口敷料（10cm×10cm） |

| 环境准备 | → | 确保操作环境清洁 |

| 去除旧敷料 | → | ①手卫生，戴帽子、口罩
②戴清洁手套，移除旧的敷料
③脱手套，手卫生 |

| 更换新敷料 | → | ①打开换药包，准备用物
②穿手术衣、戴无菌手套
③洗必泰消毒皮肤并待干
④将无菌纱布置于穿刺口
⑤粘贴伤口敷料，在温馨提示单标注更换日期 |

图1-3 EVD管更换敷料流程

注：（1）EVD伤口换药由ICU护士执行，头部伤口常规3天更换1次，若出现渗血、渗液明显需及时更换。ICP传感器、碘伏纱块包裹在EVD上的三通不需要常规更换。

（2）若管道断开，应及时夹闭患者端引流管并通知医生；若引流管脱出，应及时用无菌纱块封闭穿刺口并通知医生。

（3）任何时候引流液的液面（引流管开口）均不可低于外耳道水平，翻身时不需要夹闭引流管，若是外出检查可先将导管夹闭（将近端三通关闭），检查结束后务必将三通打开。

附件2 颅内压（ICP）监测管道及EVD管道护理流程（图1-4）

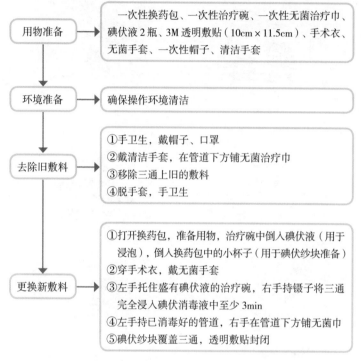

用物准备 → 一次性换药包、一次性治疗碗、一次性无菌治疗巾、碘伏液2瓶、3M透明敷贴（10cm×11.5cm）、手术衣、无菌手套、一次性帽子、清洁手套

环境准备 → 确保操作环境清洁

去除旧敷料 →
①手卫生，戴帽子、口罩
②戴清洁手套，在管道下方铺无菌治疗巾
③移除三通上旧的敷料
④脱手套，手卫生

更换新敷料 →
①打开换药包，准备用物，治疗碗中倒入碘伏液（用于浸泡），倒入换药包中的小杯子（用于碘伏纱块准备）
②穿手术衣，戴无菌手套
③左手托住盛有碘伏液的治疗碗，右手持镊子将三通完全浸入碘伏消毒液中至少3min
④左手持已消毒好的管道，右手在管道下方铺无菌巾
⑤碘伏纱块覆盖三通，透明敷贴封闭

图1-4 颅内压（ICP）监测管道及EVD管道护理流程

注：（1）ICP传感器及包裹在EVD上三通的敷料不需要常规更换。

（2）ICP不需要常规调零，调零由医生操作。

（3）EVD与ICP传感器三通常规保持3个方向相通，监测ICP时只需将引流端反折，无需调节三通。

附件3 ICP监测管道接头护理流程(图1-5)

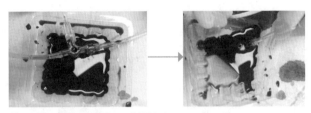

第一步:将三通浸泡于碘伏液中3min。

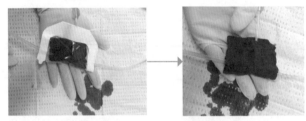

第二步:碘伏纱块包裹后用透明敷贴封闭。

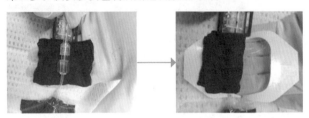

第三步:传感器两端的接头消毒后用碘伏纱块包裹,再用透明敷贴封闭。

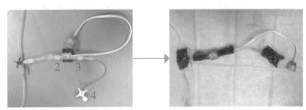

1、2、3、4四个连接处均需用碘伏纱包裹,1、4需在碘伏液中浸泡3min后用碘伏纱块包裹。

图1-5 ICP监测管道接头护理流程

附件4　脑脊液标本留取流程（图1-6）

神经外科医生留取。

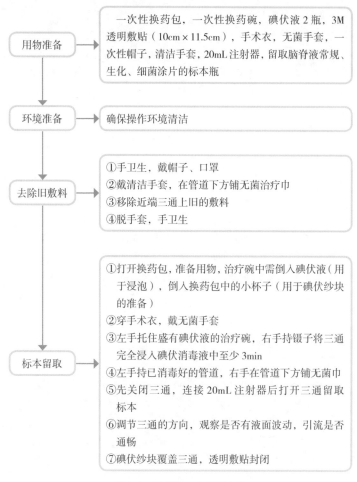

用物准备 ➡ 一次性换药包，一次性换药碗，碘伏液2瓶，3M透明敷贴（10cm×11.5cm），手术衣，无菌手套，一次性帽子，清洁手套，20mL注射器，留取脑脊液常规、生化、细菌涂片的标本瓶

环境准备 ➡ 确保操作环境清洁

去除旧敷料 ➡ ①手卫生，戴帽子、口罩
②戴清洁手套，在管道下方铺无菌治疗巾
③移除近端三通上旧的敷料
④脱手套，手卫生

标本留取 ➡ ①打开换药包，准备用物，治疗碗中需倒入碘伏液（用于浸泡），倒入换药包中的小杯子（用于碘伏纱块的准备）
②穿手术衣，戴无菌手套
③左手托住盛有碘伏液的治疗碗，右手持镊子将三通完全浸入碘伏消毒液中至少3min
④左手持已消毒好的管道，右手在管道下方铺无菌巾
⑤先关闭三通，连接20mL注射器后打开三通留取标本
⑥调节三通的方向，观察是否有液面波动，引流是否通畅
⑦碘伏纱块覆盖三通，透明敷贴封闭

图1-6　脑脊液标本留取流程

附件5 引流袋中脑脊液处理流程（图1-7）

原则：引流袋不需要常规更换，当袋子中的引流液≥2/3袋时直接由ICU护士倾倒

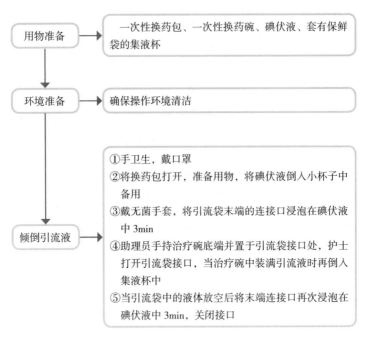

用物准备 ➝ 一次性换药包、一次性换药碗、碘伏液、套有保鲜袋的集液杯

环境准备 ➝ 确保操作环境清洁

倾倒引流液 ➝ ①手卫生，戴口罩
②将换药包打开，准备用物，将碘伏液倒入小杯子中备用
③戴无菌手套，将引流袋末端的连接口浸泡在碘伏液中3min
④助理员手持治疗碗底端并置于引流袋接口处，护士打开引流袋接口，当治疗碗中装满引流液时再倒入集液杯中
⑤当引流袋中的液体放空后将末端连接口再次浸泡在碘伏液中3min，关闭接口

图1-7 引流袋中脑脊液处理流程

日常尿管和会阴护理指引

一、每天评估尿管是否需要拔除

掌握留置尿管的指征：

（1）血压或容量状态改变，需要准确记录出入量。

（2）围手术期。

（3）其他。

二、会阴护理

（1）擦身前

1）擦身车分上下两层，上层放干净物品，下层放使用过的毛巾、床单、患者换下的病号服。

2）准备毛巾（至少3块：会阴2块，其他部位1块）、水、新生儿强生沐浴露、盆。

3）准备两副清洁手套，一副用来擦洗会阴，一副用来擦身体其他部位。

4）两块毛巾专门擦洗会阴，一块蘸有皂液，一块是干的。

5）如患者会阴处有粪便，先处理粪便，后进行擦洗其他部位。

（2）若医护人员需要给不同患者擦洗，需要更换围裙或隔离衣（多重耐药菌感染患者穿隔离衣）。

（3）操作前洗手，戴清洁手套。

（4）分开患者双腿，打开会阴，围绕尿管用蘸有皂液的毛巾擦干净患者的尿道口和会阴，用湿巾擦干净尿管上的污物。操作原则如下：

1）避免交叉　擦洗会阴和身体其他部位的毛巾不可混用。

2）从干净区域到污染区域（会阴区要求最干净，从尿管向外擦洗）。

（5）使用过的手套立即丢弃，切勿戴手套做其他操作或接触其他物品表面，如拉帘、接电话、使用电脑、开门等。

（6）检查尿管是否妥善固定　原则：减少牵拉和防止尿液反流。

1）男患者　固定在单侧腹股沟区。

2）女患者　固定在大腿内侧。

3）患者翻身时，将尿袋转移至翻身同侧，避免尿管牵拉。

三、尿管护理

（1）确保尿袋内尿液少于总容积的2/3。

（2）转运患者前倾倒尿袋，夹闭导尿管。

（3）确保尿管系统是密闭的。

（4）确保尿管固定在床旁低于膀胱的高度。

（5）确保尿管和尿袋没有接触地面。

（6）医护人员勿用鞋子触碰尿袋。

（杜　倩　王东东）

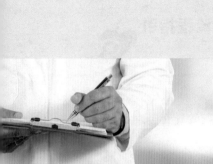

02
二

呼吸系统

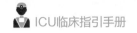

气管插管流程指引

气管插管是指将一特制的气管导管经声门置入气管的技术，从而通气供氧、保护气道。

一、适应证/禁忌证

1. 适应证

（1）气道保护　解除梗阻、气道廓清。

（2）通气及氧疗　呼吸衰竭、减少呼吸做功。

2. 禁忌证

无绝对禁忌证。对于病情恶化或预计出现病情恶化的患者，值班医生应与上级医生沟通，如有必要，早期进行气管插管处理。对于终末期疾病患者，应尊重患者预设的不做气管插管的决定。

二、插管前准备

对于重症患者来说，气管插管是一项高风险操作。操作过程中可出现危及生命的低血压、缺氧，甚至心脏骤停。完善的准备工作可以使相关风险减少到最小。

（一）患者准备

（1）安慰患者。

（2）预先给氧（pre-oxygenation）

1）预先给氧非常重要。预先给氧可以在呼吸暂停期将氮气排出体外，并将足够的氧气储存在肺部。

2）当决定给患者行气管插管时，即应开始预先给氧。

3）增加氧浓度，无论患者使用储氧面罩、经鼻的高流量辅助装置，或是无创呼吸机。

4）如患者存在自主呼吸，人工辅助通气并不是必须的，除非患者存在发绀或氧饱和度呈下降状态。

5）当辅助通气是必要的时候，使用带PEEP阀的储气球囊面罩辅助通气，通气过程确保患者胸廓起伏＞3cm。

6）停止肠内营养。如有必要，回抽鼻胃管进行胃排空。

（3）保持床头抬高体位

1）平卧位可引起肺的膨胀不全。

2）平卧位仅开始于气管插管静脉给药后。

（4）检查静脉通路通畅。

（5）静脉液体输注

1）0.9%氯化钠500mL静脉点滴。

2）如果血压仍不满意，可尽早准备升压药待用。

（二）操作者准备

（1）简单的气管插管小组，至少需要3位成员

1）医生（操作者+领导者）。

2）护士A（报告生命体征+给药+呼气末二氧化碳监测）。

3）护士B（准备气管插管物品+吸引装置+环状软骨压迫）。

（2）复杂的（例如MACOCHA评分≥4分）气管插管小组，至少需要4位成员

1）医生A（操作者+领导者）。

2）医生B（待命的操作者+协助人工通气）。

3）护士A（报告生命体征+给药+呼气末二氧化碳监测）。

4）护士B（准备气管插管物品+吸引装置+环状软骨压迫）。

（3）复杂的（例如MACOCHA评分≥4分）气管插管通知麻醉医生，共同参与气管插管。

（4）MACOCHA评分　见表2-1。

表2-1　MACOCHA评分表

相 关 因 素	评 分
患者相关因素	
• Mallampati评级（附件1）：Ⅲ级或Ⅳ级	5
• 阻塞性睡眠呼吸暂停综合征	2
• 颈椎活动度减低	1
• 张口度<3cm	1
病理相关因素	
• 昏迷	1
• 严重低氧状态（SpO_2<80%）	1
操作者相关因素	
• 没有接受麻醉师训练	1

（5）其他的困难气道评估方法——LEMON法。

L　观察：面容、体型、解剖结构、面部创伤。

E 评估：3-3-2法则（附件2）。

M Mallampati评级：Ⅰ级、Ⅱ级，喉镜容易置入；Ⅲ级，喉镜置入困难；Ⅳ级，喉镜置入极为困难。

O 梗阻/肥胖：声门上肿块、上气道损伤、声带肿块等。肥胖患者可考虑使用特大号喉镜叶片。

N 颈部活动度：颈椎损伤患者保持颈椎轴线位固定后行气管插管。

（6）如患者曾经存在气管插管记录，须核查气道分级。

（7）除了考虑气管插管的困难度以外，还需考虑患者的通气困难度，如胸部烧焦的患者等。

注意：失败的气管插管，只要可以通气，并不会致命，但失败的通气却会致命。

（8）实施气管插管前，需要为失败的气管插管做好准备以及备用方案。切勿胡乱插管，造成咽喉水肿（附件3）。

（三）物品及药品准备

（1）必须检查物品使用功能是否正常。

（2）标准气管插管物品（附件4）。

（3）预期的困难气道，一定提前准备困难插管箱（附件5）。

（4）药品

1）镇静剂 依托咪酯0.1～0.3mg/kg。

2）肌松剂 ①琥珀胆碱1～1.5mg/kg。禁忌：高钾血症、横纹肌溶解、烧伤>72h、恶性高热、颅内高压等患者。②罗库溴铵1.2mg/kg。

三、插管过程

（1）在进行气管插管前，每一个小组成员必须沟通，并熟知自己负责的工作内容。

（2）让患者位于仰卧位，将患者头部保持嗅物位。

（3）规律地报告生命体征（BP、HR、SpO₂）。

（4）如没有禁忌，快速规律地进行麻醉诱导。

（5）当患者意识丧失时，开始环甲膜压迫，垂直向后向上。

（6）如使用无创呼吸机，移开无创呼吸机面罩。

（7）颈椎损伤的患者，移除颈托，需指定人员负责保护颈椎。

（8）使用带PEEP阀的储气球囊进行面罩供氧。

（9）当患者肌肉松弛时，轻柔地进行气管插管。

（10）气管插管气囊充气。

（11）连接呼气末二氧化碳监测探头，检查二氧化碳呼出波形。

（12）由上腹部开始，进行5个部位的听诊。

（13）观察6个完整的二氧化碳呼出波形后，确认气管插管位置。

（14）释放环状软骨压迫。

（15）颈椎损伤患者，用颈托再次固定颈部，负责保护颈椎的指定人员完成颈椎保护。

（16）记录气管插管深度。

（17）调整呼吸机参数。

（18）安排胸部X线检查。

（19）完成操作记录。

注意：气管插管的过程永远保证患者的氧合。

（唐泽君　李　旭）

参考文献

[1] MYATRA SN. The All India Difficult Airway Association 2016 guidelines for tracheal intubation in the Intensive Care Unit[J]. Indian Journal of Anaesthesia, 2016, 60(12):922-930

[2] HEIDEGGER T1. Difficult Airway Society 2015 Guidelines[J]. Anaesthesia Refresher Course , 2016, 71(4):467-468

[3] VAN KLEI WA. Predictive performance of three multivariate difficult tracheal intubation models: a double-blind case-controlled study[J]. Anesth Analg, 2006, 103(6):1579-1581

[4] MARTYN JA. Succinylcholine-induced hyperkalemia in acquired pathologic states: etiologic factors and molecular mechanisms[J]. Anesthesiology, 2006,104(1):158-169

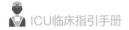

附件1　Mallampati 评级（图2-1）

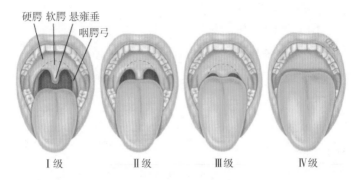

硬腭　软腭　悬雍垂

咽腭弓

Ⅰ级　　　　Ⅱ级　　　　Ⅲ级　　　　Ⅳ级

图2-1　Mallampati 评级

Ⅰ级、Ⅱ级提示正常气道，Ⅲ级、Ⅳ级提示困难气道。

附件2　3-3-2法则（图2-2）

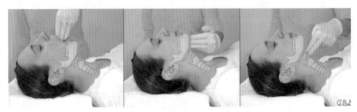

A. 上、下门齿距离　　B. 颏骨–舌骨距离　　C. 舌骨–甲状软骨
切迹距离

图2-2　3-3-2法则

附件3 困难气管插管处理流程图（图2-3）

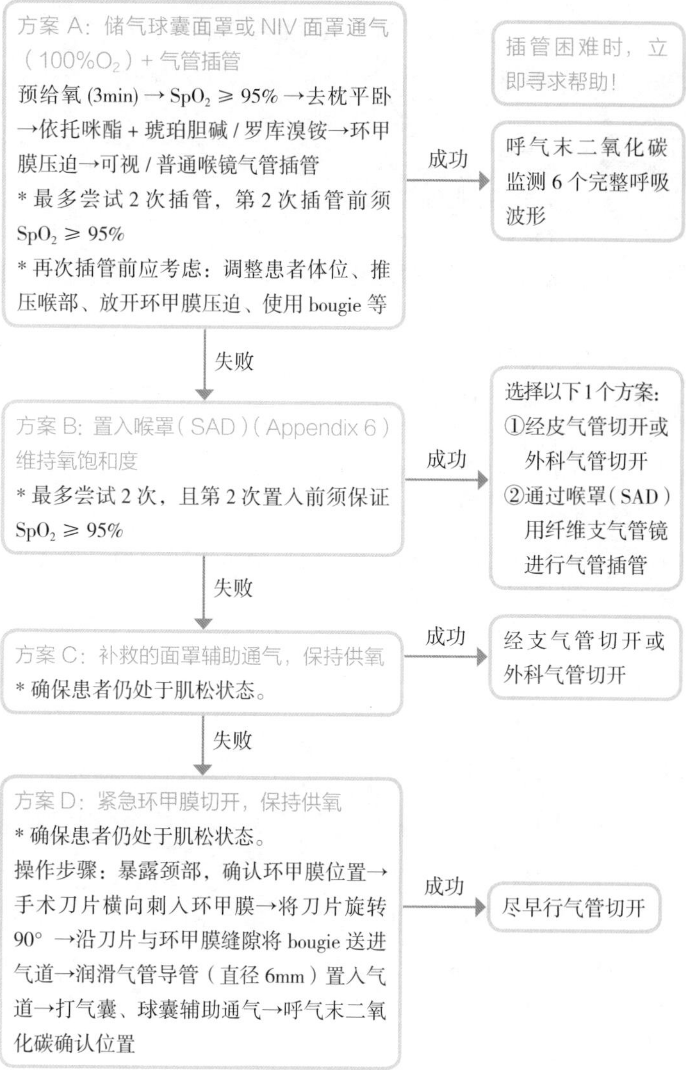

方案 A：储气球囊面罩或 NIV 面罩通气（100%O₂）+ 气管插管

预给氧 (3min) → SpO₂ ≥ 95% → 去枕平卧 → 依托咪酯 + 琥珀胆碱 / 罗库溴铵 → 环甲膜压迫 → 可视 / 普通喉镜气管插管

* 最多尝试 2 次插管，第 2 次插管前须 SpO₂ ≥ 95%

* 再次插管前应考虑：调整患者体位、推压喉部、放开环甲膜压迫、使用 bougie 等

插管困难时，立即寻求帮助！

→ 成功 → 呼气末二氧化碳监测 6 个完整呼吸波形

↓ 失败

方案 B：置入喉罩（SAD）（Appendix 6）维持氧饱和度

* 最多尝试 2 次，且第 2 次置入前须保证 SpO₂ ≥ 95%

→ 成功 → 选择以下 1 个方案：
①经皮气管切开或外科气管切开
②通过喉罩（SAD）用纤维支气管镜进行气管插管

↓ 失败

方案 C：补救的面罩辅助通气，保持供氧
* 确保患者仍处于肌松状态。

→ 成功 → 经支气管切开或外科气管切开

↓ 失败

方案 D：紧急环甲膜切开，保持供氧
* 确保患者仍处于肌松状态。

操作步骤：暴露颈部，确认环甲膜位置 → 手术刀片横向刺入环甲膜 → 将刀片旋转 90° → 沿刀片与环甲膜缝隙将 bougie 送进气道 → 润滑气管导管（直径 6mm）置入气道 → 打气囊、球囊辅助通气 → 呼气末二氧化碳确认位置

→ 成功 → 尽早行气管切开

图2-3 困难气管插管处理流程

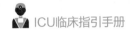

附件4 标准气管插管物品（表2-2）

表2-2 标准气管插管物品

常规物品	**物品准备** 帽子、口罩、手套、隔离衣、面屏 **生命支撑** 呼吸球囊（带PEEP阀） **气管插管** 无菌治疗巾、气管导管、导丝、石蜡油、普通喉镜、叶片、注射器、牙垫、纱布、胶布、约束带 **吸引装置** 吸痰管、负压吸引器 **插管确认** 呼气末二氧化碳监测模块、听诊器 **药物** 镇静药（依托咪酯）、肌松药（琥珀胆碱、罗库溴铵）、0.9%氯化钠500mL

附件5 困难插管箱内物品

（1）可视喉镜。

（2）叶片。

（3）绿色bougie。

（4）桔黄色bougie。

（5）喉罩。

（6）环甲膜穿刺包。

动脉血气分析指引

动脉血气分析（artery blood gas，ABG）其中一项是对血液中的酸碱度（pH）、二氧化碳分压（$PaCO_2$）和氧分压（PaO_2）等相关指标进行分析，用于判断机体是否存在酸碱平衡失调。通过正确的分析，才可以依据患者情况做出适当治疗。

一、血气分析正常值

正常范围：pH 7.35 ~ 7.45，$PaCO_2$ 35 ~ 45mmHg（4.7 ~ 6.0kPa），HCO_3^- 21 ~ 27mmol/L（具体正常值请依照医院检验科试剂盒标准值）。

二、分析流程（附件1）

【第一步】血气中的pH及$PaCO_2$：任何一项超出正常范围，即考虑存在酸碱平衡紊乱。

【第二步】如果pH及$PaCO_2$均不正常，看pH及$PaCO_2$改变的方向（表2-3）：

pH与$PaCO_2$改变方向相同 → 原发性代谢性酸碱平衡紊乱

pH与$PaCO_2$改变方向相反 → 原发性呼吸性酸碱平衡紊乱

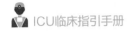

表2-3　pH与PaCO$_2$的初始关系

初始分型	血 气 参 数	
呼吸性酸中毒	pH ↓	PaCO$_2$ ↑
代谢性酸中毒	pH ↓	PaCO$_2$ ↓
呼吸性碱中毒	pH ↑	PaCO$_2$ ↓
代谢性碱中毒	pH ↑	PaCO$_2$ ↑

【第三步】如果只有pH或PaCO$_2$不正常，考虑存在混合性酸碱平衡紊乱：

pH正常，PaCO$_2$不正常 → 呼吸性酸碱平衡紊乱合并相反的代谢平衡紊乱

pH不正常，PaCO$_2$正常 → 代谢性酸碱平衡紊乱合并相反的呼吸平衡紊乱

【第四步】针对原发异常分析是否产生适当的代偿反应（表2-4）：

表2-4　预期代偿反应分析

初始异常	预期代偿反应
代谢性酸中毒	预期的PaCO$_2$ = 40 $-$ [1.2 × (24 $-$ HCO$_3^-$)]
急性呼吸性酸中毒	预期的HCO$_3^-$ = 24 + [0.1 × (PaCO$_2$ $-$ 40)]
慢性呼吸性酸中毒	预期的HCO$_3^-$ = 24 + [0.4 × (PaCO$_2$ $-$ 40)]
代谢性碱中毒	预期的PaCO$_2$ = 40 + [0.7 × (HCO$_3^-$ $-$ 24)]

（续表）

初始异常	预期代偿反应
急性呼吸性碱中毒	预期的 $HCO_3^- = 24 + [0.2 \times (40 - PaCO_2)]$
慢性呼吸性碱中毒	预期的 $HCO_3^- = 24 + [0.4 \times (40 - PaCO_2)]$

如果观察到代偿程度与预期代偿反应不符，很可能存在一种以上的酸碱平衡紊乱。

【第五步】初始的代谢系统失衡：

实际$PaCO_2$＞预期的$PaCO_2$ → 合并呼吸性酸中毒

实际$PaCO_2$＜预期的$PaCO_2$ → 合并呼吸性碱中毒

【第六步】初始的呼吸系统失衡：

HCO_3^-正常或接近正常 → 呼吸紊乱为急性

HCO_3^-不正常 → 呼吸紊乱为慢性

慢性呼吸性酸中毒：

实际HCO_3^-＞预期值 → 代谢性碱中毒

实际HCO_3^-＜预期值 → 肾脏不完全代偿

慢性呼吸性碱中毒：

实际HCO_3^-＜预期值 → 代谢性酸中毒

实际HCO_3^-＞预期值 → 肾脏不完全代偿

【第七步】阴离子间隙（AG）计算：

$AG = Na^+ - (Cl^- + HCO_3^-)$（附件2）

（低蛋白血症患者AG需校正：每降低10g/L蛋白，AG正常值需减2.5mmol/L。）

【第八步】计算△AG和△HCO_3^-：

△AG：实际AG−12

△HCO_3^-：24 − 实际HCO_3^-

比值（△AG/△HCO_3^-）和差值（△AG − △HCO_3^-）帮助判断混合性酸碱平衡紊乱（表2–5）。

表2–5　混合性酸碱平衡紊乱分类

	AG	△AG	△HCO_3^-	比值	差值
单纯酸中毒（如：酮症酸中毒）	增高	正值	正值	0.8～1.2	0±6
高AG酸中毒合并已存在的正常AG酸中毒	增高	正值	更高的正值	0.3～0.7	<−6
高AG酸中毒合并已存在的代谢性碱中毒	增高	正值	较高的正值	>1.2	>6

（唐泽君　金　珺）

参考文献

[1] PAUL L. MARINO. Marino's the ICU Book[M]. 4th ed. Baltimore: Lippincott Williams & Wilkins, 2014.

[2] RASTEGAR A . Use of the AG/HCO_3 ratio in the diagnosis of mixed acid-base disorders[J]. J Am Soc Nephrol, 2007. 18(9):2429-2431.

[3] REDDY P. Clinical utility of anion gap[J]. Int J Clin Pract, 2009, 63(10):1516-1525.

附件1 血气分析流程图（图2-4）

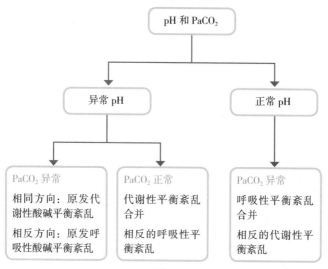

图2-4 血气分析流程

附件2 阴离子间隙（AG）= 阳离子（Na⁺）- 阴离子（Cl⁻+HCO₃⁻）

1. 高 AG（AG > 12）代谢性酸中毒常见原因

D — 糖尿病酮症酸中毒（diabetic ketoacidosis），药物（丙戊酸和异烟肼）

U — 尿毒症（uremia）

M — 甲醇（methanol）

P — 对乙酰氨基酚（paracetamol overdose）

S — 水杨酸中毒（salicylate overdose）

A — 酒精性酮症酸中毒（alcoholic ketosis）

L — 乳酸酸中毒（lactic acidosis）

E — 乙二醇中毒（ethylene glycol toxicity）

Others — 氰化物（cyanide）、一氧化碳（carbon monoxide）

2. 正常 AG 酸中毒常见原因

（1）胃肠道和肾脏HCO_3^-丢失。

（2）腹泻（高氯性酸中毒）　无氯的液体经胃肠道丢失 → 容量减少 → 肾脏保留。

氯化钠 → 氯进一步增加 → 高氯性酸中毒，NH_4^+排出增加 → 尿 pH >6。

（3）肾小管酸中毒（RTA）

1）近曲小管酸中毒（Ⅱ型RTA）　近曲小管HCO_3^-重吸收障碍 → HCO_3^-减少 → 增加氯的重吸收。

2）远曲小管酸中毒（Ⅰ型RTA）　H^+泵功能失调 → H^+排泄减少 → HCO_3^-减少 → 增加氯的重吸收。

（4）药物（乙酰唑胺、安体舒通等）。

（5）高营养支持。

相关阅读：乳酸酸中毒常见原因

正常情况下，人每日产生乳酸20mmoL/kg体重，在线粒体中消耗，转化为丙酮酸。高乳酸血症发生在乳酸的产生高于代谢的情况下：

1. 组织缺氧情况（全身或局部）

（1）心源性休克。

（2）严重心力衰竭。

（3）低血容量性休克。

（4）严重感染。

（5）严重创伤。

2. 无组织缺氧情况

（1）应激状态下的糖酵解增加　严重感染、哮喘、嗜铬细胞瘤、剧烈运动等。

（2）氧化磷酸化失调　使用丙泊酚、抗逆转录病毒药物等。

（3）丙酮酸脱氢酶抑制　急性爆发性肝衰竭等。

pH与H⁺对照表（表2-6）

根据Henderseon–Hasselbach公式（$[H^+] = 24 \times (PaCO_2)/[HCO_3^-]$）评估血气分析数值的一致性。如果pH和H⁺数值不一致，该血气结果可能是错误的。

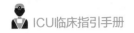

表2-6　pH与H⁺对照表

pH	估测 [H⁺] (mmol/L)	pH	估测 [H⁺] (mmol/L)	pH	估测 [H⁺] (mmol/L)
7.00	100	7.25	56	7.50	32
7.05	89	7.30	50	7.55	28
7.10	79	7.35	45	7.60	25
7.15	71	7.40	40	7.65	22
7.20	63	7.45	35		

床旁纤维支气管镜使用指引

一、适应证

1. 以诊断为目的 ①获取组织活检，吸取分泌物送检病原学检查，行支气管肺泡灌洗液病原学、细胞学检查等。②评估气管、支气管损伤。③定位咯血部位。④原因不明的咯血，性质不明的弥漫性肺病变、肺内孤立结节或肿块协助明确诊断。

2. 以治疗为目的 ①廓清气道、吸痰。②支气管肺泡灌洗。③取异物。④辅助困难气道气管插管。

二、禁忌证

床旁纤维支气管镜（下称纤支镜）无绝对禁忌证。

相对禁忌证包括：可疑主动脉瘤、心律失常、出凝血功能障碍、严重心肺功能不全、严重急性肺部感染或高热、颅内高压、急性哮喘发作期等。

三、并发症

①局部麻醉药或镇静药相关并发症：呼吸抑制、晕厥、暂时性低血压、癫痫发作。②喉痉挛。③气管痉挛。④气

胸。⑤低氧血症。⑥心律失常。⑦发热。⑧气道损伤、出血、穿孔、溃疡。⑨黏膜热损伤。

四、操作方法及程序

1. **物品准备** 纤支镜；配件：吸引口阀门，注药口阀门（必要时准备活检钳、吸痰管等）；光源；推车；负压吸引装置；两个无菌治疗碗；无菌手套；手术帽；治疗巾；方纱；注射器（10mL×1、20mL×1）；无菌石蜡油；NS 500mL；痰培养瓶；带软阀呼吸机接头；监护仪；除颤器。药品：2%利多卡因，必要时肾上腺素等。

2. **患者准备**

（1）向患者/家属说明操作过程并签署手术知情同意书。

（2）术前禁食4~6h。肠内营养患者术前不需禁食，操作前回抽胃内容物。

（3）体位 无禁忌。推荐床头抬高30°~45°。

（4）可予利多卡因胶浆进行鼻咽部及喉部表面麻醉，机械通气患者可予镇静。

（5）机械通气患者可调整呼吸机参数为100%氧浓度，以在操作过程中氧合，人机同步更好。

3. **操作流程**

（1）经鼻吸氧；机械通气患者根据病情需要可予镇静，纯氧吸入≥2min，待SpO_2上升至95%以上后入镜。

（2）从纤支镜箱（图2-5）内取出纤支镜，组装配件，检查确认纤支镜上贴有"已消毒"标签（图2-6），操作前撕

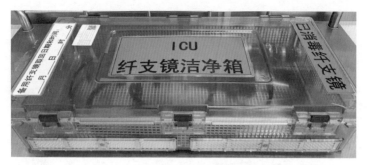

图2-5　纤支镜洁净箱

去该标签。

（3）石蜡油润滑纤支镜，非气管插管患者尽量经鼻进镜，若需经口进镜，需使用口咬；气管插管患者经气管插管进镜时，需注意固定牙垫位置，以免纤支镜被咬损，必要时可使用口咬或开口器。

（4）经纤支镜注入利多卡因进行气道表面麻醉。

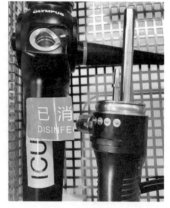

图2-6　贴有"已消毒"标签的纤支镜

（5）注意观察SpO_2、RR、HR、BP变化，并观察分钟通气量，操作过程中应尽量保持$SpO_2 \geq 90\%$。当$SpO_2 < 90\%$时应暂停操作（如有纤支镜检查指征而病情危重伴$SpO_2 < 90\%$者除外，但仍需密切监测SpO_2及生命体征变化），予高流量吸氧，待SpO_2上升至95%以上再重新进行纤支镜操作；机械通气患者，纤支镜可从带软阀的呼吸机接头处进入，以保证呼吸

机持续通气。

4. **操作过程中护理职责** （见附件）

五、操作结束后处理事项

1. **患者** 操作结束后：

（1）继续监测患者生命体征。

（2）若行活检检查，需注意是否有出血的征象，如气管插管/气管切开管内吸出血性痰、咯血、血压下降、心率增快等；必要时行胸片检查。

（3）观察体温、痰的性状，必要时送检痰培养等检查。

（4）观察是否存在气胸征象，如呼吸困难、双肺呼吸动度不对称、脉氧饱和度下降等，必要时可复查胸片。

（5）非气管插管患者操作后需注意 ①观察气管水肿的征象，如喘鸣和喘息。②进食前观察咳嗽和呕吐反射恢复情况。③需备好气道水肿的抢救设施（如气管插管包、困难气道处理装置等）。

2. **仪器**

（1）使用后，床边立即用含多酶洗液纱布擦拭纤支镜，由上至下擦净表面污物，含多酶洗液纱布应一次性使用。

（2）用多酶洗液反复吸引、冲洗，必要时可予毛刷反复刷拭。

（3）吸入活检孔道多酶洗液（稀释后）不得少于250mL。

（4）理顺纤支镜后将内镜及使用过的附件放入贴有"未消毒纤支镜"标签的箱内（图2-7）。使用后的纤支镜须立即

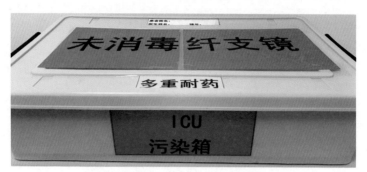

图2-7　未消毒纤支镜箱

转移离开操作区域，尽快送内镜中心清洁、消毒。

（5）内镜中心处理后直接送消毒供应中心（CSSD）灭菌，灭菌后有效期6个月。普通高水平消毒灭菌后有效期24h。

（6）灭菌处理后送回ICU备用（含各配件）。

（唐泽君　李　旭）

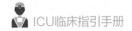

附件 护理职责——床边纤支镜操作流程（图2-8）

操作程序   要点说明

患者评估、准备

1. 评估患者意识状态、氧疗方式、配合程度，对清醒的患者给予解释
2. 无人工气道患者禁食4h，对持续肠内营养支持患者抽出胃内容物
3. 患者取低半卧位（30°～45°）
4. 人员准备：医生、护士

物品准备与摆放

1. 纤支镜治疗车、床边桌、负压吸引装置
2. 无菌治疗巾（大）2张、纱布2块、10mL注射器1个、20mL注射器1个、无菌手套1双、手术帽1个、无菌治疗碗2个，按需准备痰液收集器2个（必要时准备N95口罩及面屏）
3. 石蜡油、NS500mL，按需备利多卡因、咪达唑仑、肾上腺素等
4. 将纤支镜治疗车放于患者左侧（右侧为规范操作位置），床尾桌置于床后1/3处，调节合适高度并铺无菌巾，打开注射器、纱布、治疗碗、石蜡油，将500mL生理盐水倒入2个治疗碗

进镜前的配合

1. 协助医生局部麻醉或镇静
2. 给予患者增氧：经口进镜予鼻导管吸氧、经鼻进镜予储氧面罩吸氧，调节氧流量至最大，机械通气患者根据呼吸机使用情况更改呼吸模式，予100%纯氧
3. 协助医生穿一次性隔离衣及铺治疗巾
4. 更换螺纹管

（续图）

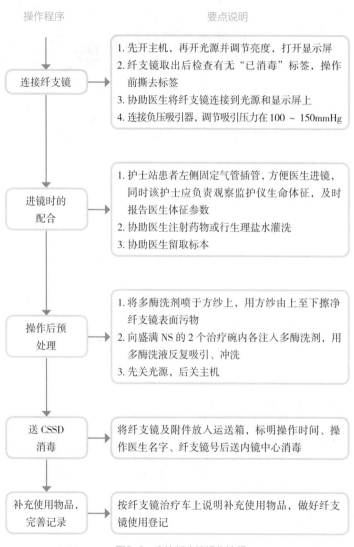

操作程序

要点说明

连接纤支镜
1. 先开主机，再开光源并调节亮度，打开显示屏
2. 纤支镜取出后检查有无"已消毒"标签，操作前撕去标签
3. 协助医生将纤支镜连接到光源和显示屏上
4. 连接负压吸引器，调节吸引压力在 100～150mmHg

进镜时的配合
1. 护士站患者左侧固定气管插管，方便医生进镜，同时该护士应负责观察监护仪生命体征，及时报告医生体征参数
2. 协助医生注射药物或行生理盐水灌洗
3. 协助医生留取标本

操作后预处理
1. 将多酶洗剂喷于方纱上，用方纱由上至下擦净纤支镜表面污物
2. 向盛满 NS 的 2 个治疗碗内各注入多酶洗剂，用多酶洗液反复吸引、冲洗
3. 先关光源，后关主机

送 CSSD 消毒
将纤支镜及附件放入运送箱，标明操作时间、操作医生名字、纤支镜号后送内镜中心消毒

补充使用物品，完善记录
按纤支镜治疗车上说明补充使用物品，做好纤支镜使用登记

图2-8 床边纤支镜操作流程

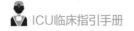

机械通气湿化指引

机械通气时因上呼吸道被延长，湿化对于预防低体温、呼吸道上皮组织的破坏、支气管痉挛、肺不张及气道阻塞有至关重要的作用。然而，目前无确切证据支持加温、加湿对无创通气具有明确的必要性，但是湿化可以增加无创通气患者的舒适度。

两种湿化装置可以用于机械通气患者。主动湿化指通过外部加温湿化器增加吸入气体水蒸气含量进行湿化。被动湿化指通过"人工鼻"（heat and moisture exchanger, HME）的呼吸实现，其工作原理为通过储存患者呼出气体中的热量和水分对吸入气体进行湿化。

一、适应证

（1）有创通气患者均应进行气道湿化。

（2）无创通气患者使用主动湿化可增加依从性和舒适度。

（3）气管切开未予机械通气患者均应进行气道湿化。

二、禁忌证

无绝对禁忌证，但在以下情况，人工鼻的使用有相对禁忌证。

（1）痰液黏稠，痰量过多。

（2）气道出血。

（3）呼出潮气量低于吸入潮气量的70%（如：支气管胸膜瘘患者等）。

（4）小潮气量治疗的ARDS患者，且存在高碳酸血症。

（5）体温<32℃。

不建议对无创通气患者进行被动湿化，因HME所产生的死腔和气道阻力会降低无创正压通气效果，且增加额外的呼吸功。

三、有创机械通气患者的湿化

（1）所有有创机械通气患者均应进行气道湿化。

（2）首选HME进行被动湿化（图2-9），尤其痰量少、性状不黏稠的患者。

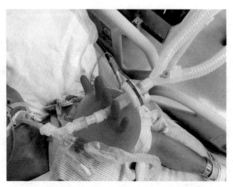

图2-9　密闭式吸痰管+HME装置+呼吸机管路

　　HME装置勿连接带雾化剂喷头插口（蓝色阀门）的呼吸机管路，因HME将阻碍雾化药物进入患者气道内（图2-10）。使用带雾化剂喷头插口的呼吸机管路时，正确管路连接方法见图2-11。

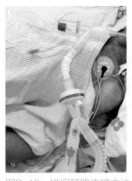 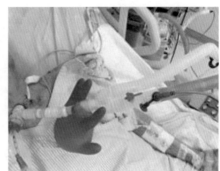

图2-10　错误管路连接方法　　图2-11　密闭式吸痰管+雾化剂喷头插口+主动湿化装置

　　（3）主动湿化器适用于痰量多、痰液黏稠的患者。

四、无创机械通气患者的湿化

　　（1）不建议对无创机械通气患者使用HME进行被动湿化。

　　（2）除使用CPAP模式患者外，其余无创通气患者均建议进行湿化治疗。

　　（3）使用V60无创呼吸机时可应用机器配备湿化装置进行湿化（图2-12，图2-13）。

　　（4）使用Carina无创呼吸机可连接主动湿化器进行湿化。

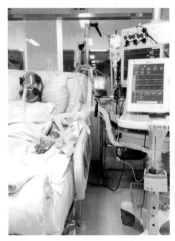
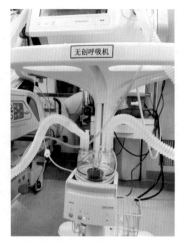

图2-12 无创呼吸机的湿化装置，注意呼吸机管路冷凝水集水罐保持直立位置　　图2-13 无创呼吸机的湿化装置，湿化器温度勿过高，通常第1档温度即可

五、气管切开未予机械通气患者的湿化

（1）所有气管切开未予机械通气患者均应进行气道湿化。

（2）痰量少、性状不黏稠的患者和脱机练习的患者可选用人工鼻（HME）进行气道湿化（图2-14）。

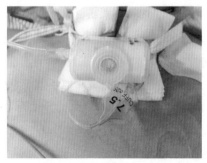

图2-14　人工鼻（HME）

（3）痰量多，尤其痰液黏稠患者需选用主动湿化器进行气道湿化（图2-15）。温度档位选择人工气道档。

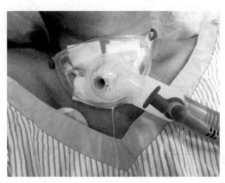

图2-15　气管切开未予机械通气患者的湿化装置

六、监测

（1）每日常规更换HME。若分泌物已明显污染HME内部或滤过膜，或滤过膜被水气浸湿，或因气流阻力增加引起难以耐受的呼吸做功增加时，应随时更换HME。

（2）使用主动湿化器时，需关注自动加水系统、水位线、湿化罐内湿化水实际温度及管路积水等情况。

（3）使用主动湿化器对无创通气患者湿化时，吸入气体的温度、湿度应按照患者的舒适度、耐受度、依从性及患者的基础肺部情况进行调节。

（4）再次应用主动湿化器时，湿化罐内湿化水储存时间如超过24h需更换后再使用。

（唐泽君　李　旭）

参考文献

[1] AARC CLINICAL PRACTICE GUIDELINE. Humidification During Invasive and Noninvasive Mechanical Ventilation: 2012[J]. Respir Care, 2012, 57(5):782–788.

[2] AL ASHRY HS. Humidification during Mechanical Ventilation in the adult patient[J]. BioMed Research International, 2014:715434.

[3] CERPA F1. Humidification on ventilated patients: heated humidifications or heat and moisture exchangers?[J]. The Open Respiratory Medicine Journal, 2015, 9:104-111.

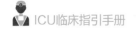

有创呼吸机脱机拔管指引

　　脱机是患者脱离呼吸机支持和拔除气管插管的必要程序。尽早脱机是重症患者的标准处理方案，然而如果处理不当，脱机会导致患者临床情况恶化。拔管也并不仅是拔除人工气道，拔管流程有4个关键步骤：计划、准备、实施、拔管后监护（附件）。拔管流程对于困难气道患者来说尤为重要。

一、脱机可能性的评估（计划）

　　医生应基于以下要点，每天评估患者脱机的可能性。

　　（1）导致患者上机的原因是否解除或改善。若术后患者带入气管插管到ICU，ICU医生接诊患者时，须向麻醉科医生确认未拔管的原因，并清楚交班。

　　（2）患者因素　①血流动力学稳定：收缩压≥90mmHg（未使用大剂量血管活性药物维持下），心率波动介于50~120次/分［少量血管活性药物定义为多巴酚丁胺≤5μg/（kg·min），去甲肾上腺素≤0.2μg/（kg·min）］。②SpO_2>94%。③GCS评分>8分。④具有气道保护能力：吞咽、自主咳嗽、排痰能力尚可。⑤呼吸平顺，呼吸频率<25次/分。

　　（3）呼吸机参数　①呼吸机模式设置为PSV，PS为

$8 \sim 10cmH_2O$。②吸入氧浓度（FiO_2）$\leqslant 40\%$。③若患者存在神经肌肉疾病，还需注意患者潮气量情况。④PEEP$\leqslant 5cmH_2O$。

（4）血气分析　①pH>7.25。②$PaO_2 \geqslant 60mmHg$。

二、脱机流程的启动（准备）

（一）拔管前气道评估

无论患者用何种脱机方法，计划拔管前，医生评估患者是否存在困难气道，应该包括气道评估和全身因素评估，高风险拔管是指可能存在潜在并发症的拔管。

1. 气道评估

（1）气道在麻醉诱导时存在困难，包括阻塞性睡眠呼吸暂停综合征、肥胖、误吸风险高的患者。

（2）诱导插管时气道正常，但由于手术损伤或其他非手术因素使气道变得困难，如解剖结构改变、出血、血肿、水肿等。

（3）气道受限　手术后气道活动度受限，如气道手术、限制头颈活动的手术（颌骨内固定、颈椎内固定、手术植入物等）。

2. 全身因素评估　包括呼吸功能受损、心血管功能不稳定、神经系统/神经肌肉受损、高/低体温、凝血异常、电解质酸碱平衡紊乱等。

（二）拔管前优化

（1）拔管前必须控制好可逆转的危险因素，目标是气道及全身因素的优化，将拔管风险降到最低。

（2）上呼吸道　可通过直接或间接喉镜评估上呼吸道有无水肿、出血、血凝块、创伤、异物及气道受损伤。

（3）下呼吸道　评估下呼吸道是否有损伤、水肿、感染、大量分泌物等，行胸片检查。

（4）胃肠扩张膈肌上抬会抑制呼吸，可安排患者排便或经鼻置入胃管减压。

（5）一般因素的优化　①停用镇静药物，恢复气道保护反射能力。②优化心脏功能，必要时给予心血管相关药物。③保证体液平衡。

对于有气道解剖结构异常的患者，必要时请麻醉科医生、耳鼻喉科医生及相关手术医生共同讨论。

（三）脱机方式

管床医生应与上级医生讨论计划的脱机方式。

自主呼吸试验（spontaneous breathing trial, SBT）流程：

（1）断开呼吸机，将气管插管接人工鼻吸氧，吸氧浓度可视情况调节于6～15L/min。

（2）吸氧持续30～120min。

（3）密切监测患者是否耐受SBT　SBT耐受的定义如下：

1）呼吸平顺，无呼吸困难或胸痛，无吸气三凹征。

2）无烦躁、焦虑、大汗淋漓。

3）无下列体征　①呼吸频率>35次/分，持续>5min。②SpO_2<90%，持续1min。③心率>140次/分或比基线水平上升>20%，持续>5min。④收缩压>180mmHg或比基线水平上升>20%或<90mmHg，持续>5min。

（4）医生可根据具体情况决定是否复查血气分析及何时复查血气分析。

（5）SBT耐受/失败的序贯治疗

1）若患者可耐受SBT，进入拔管评估流程。

2）若患者SBT失败，立即重新按SBT前呼吸机模式及参数继续通气。可根据患者情况，每日重复SBT试验。也应考虑气管切开。

注意：SBT对于某些患者来说并不需要（如术后无并发症的患者）或不宜进行（如心功能差、COPD等）。

三、进行拔管（实施）

（1）暂停肠内营养，将胃内容物回抽干净。拔管1h后，可重新开始肠内营养。

（2）预给氧　拔管前增加肺内氧储存量。

（3）患者体位　头高位。

（4）吸痰（必要时留取痰培养），吸净口腔分泌物，若出现口腔分泌物过多、附着血块、口咽污染等情况，可考虑喉镜或纤支镜辅助吸引。

（5）气道肿胀的高危患者，如气管插管超过1周，建议拔管前行漏气试验（cuff leak test）。

（6）如考虑为困难气道，需同时做好困难气管插管的准备。

（7）如评估拔管后相对安全，患者同时满足下述3项条件，可考虑拔除气管插管。

1）患者神志清楚，可对指令做出反应。

2）患者具有气道保护能力　良好的咳嗽反射、足够的咳痰力量、自行清除口腔分泌物。

3）上气道通畅，无气道梗阻表现。

（8）若评估拔管后不安全，则考虑延迟拔管或气管切开。

四、拔管后监护

拔管后危及生命的并发症并不局限于拔管后的早期。拔管后需注意：

（1）监测意识状态、呼吸频率、心率、血压、脉搏、血氧饱和度、体温和疼痛评分等。

（2）抬高床头＞30°。

（3）注意有无喘鸣音，如果发生上呼吸道梗阻，雾化吸入肾上腺素（0.5 mg）+ 0.9%NS（3mL）减轻气道水肿，并立即做好困难气管插管的准备，视患者的症状、血氧饱和度、生命体征及神志情况，决定是否再次插管。

五、漏气试验

1. 方法 1（定性方法）

（1）充分抽吸患者气管内及口、鼻腔分泌物。

（2）将气管插管气囊放气，轻触患者喉部是否有震动，是否有气流通过，观察患者呼吸是否平顺。

2. 方法 2（定性方法）

（1）充分抽吸患者气管内及口、鼻腔分泌物。

（2）将气管插管气囊放气，连接呼吸球囊与气管插管，挤压球囊，轻触患者喉部是否有震动，是否有气流通过。

3. 方法3（定量方法）

（1）充分抽吸患者气管内及口、鼻腔分泌物。

（2）将气管插管气囊放气，接呼吸机正压通气，PSV模式（PS 10cmH$_2$O），观察吸入潮气量及呼出潮气量，若漏气量绝对值＞110～140mL或相对值＞12%～25%，考虑通过漏气试验。

首选方法1或方法2（定性方法）进行漏气试验检测，若患者通过漏气试验，可予拔除气管插管。

若患者未通过方法1或方法2的定性漏气试验检测，将采用方法3进行定量的漏气试验检测。若患者仍未通过方法3漏气试验，给予激素治疗，建议使用甲基泼尼松龙20mg，静脉注射，每4h1次共3次，药物治疗完成后再进入拔管流程。

不建议常规给予激素预防喉头水肿发生。

已长期使用激素的患者，若未通过方法3的定量漏气试验，不建议再使用激素治疗，建议继续等待重复漏气试验、延迟拔管或气管切开。

六、渐进式脱机流程

此流程适用于满足脱机条件，但存在以下问题的患者：①连续3天SBT失败。②既往有脱机困难病史。③肺功能差的患者，如重度COPD患者。④存在神经肌肉疾病患者

选择PSV模式，选择可使患者呼吸频率维持在15～25

次/分，潮气量＞6mL/kg的最低PS水平。

如患者生命体征平稳，每4～8h将PS下调2～4cmH_2O，密切监测患者呼吸、心率、血压及血氧饱和度，尤其在每次调整后的初始半小时。

如患者出现不耐受情况，需将PS上调至原水平，视患者情况8h后或第2天再次重新尝试下调呼吸机参数。

夜间暂停下调PS参数，可将PS稍作增加，以利患者夜间休息。

次日重新将PS下调至前1天可耐受最低参数。

如气管插管患者可耐受PS≤8cmH_2O持续至少12h，可考虑进行SBT。

（唐泽君　李　旭）

参考文献

[1] BOLES JM, BION J, CONNORS A, et al. Weaning from mechanical ventilation[J]. Eur Respir J ,2007, 29(5):1033–1056.

[2] BLACKWOOD B, ALDERDICE F, BURNS K, et al. Use of weaning protocols for reducing duration of mechanical ventilation in critically ill adult patients: Cochrane systematic review and meta-analysis[J]. BMJ , 2011, 342:c7237.

[3] VALLVERDU, CALAF F, SUBIRANA M, et al. Clinical characteristics, respiratory functional parameters, and outcome of a two-hour T-piece trial in patients weaning from mechanical ventilation[J]. Am J Respir Crit Care Med , 1998, 158(6):1855–1862.

[4] BURNS KE, MEADE MO, LESSARD MR, et al. Wean earlier and automatically with new technology (the WEAN study)[J]. Am J Respir Crit Care Med,2013, 187(11):1203–1211.

[5] KHEMANI RG. Corticosteroids for the prevention and treatment of postextubation stridor in neonates, children and adults[J]. Cochrane Database of Systematic Reviews, 2009, 3:CD001000.

[6] SAMIR JABER. Effects of steroids on reintubation and post-extubation stridor in adults: meta-analysis of randomised controlled trials[J]. Critical Care ,2009, 13(2):49

[7] POPAT M. Difficult Airway Society Guidelines for the management of tracheal extubation[J]. Anaesthesia, 2012, 67(3):318–340.

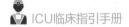

附件　高风险气管拔管处理流程（图2-16）

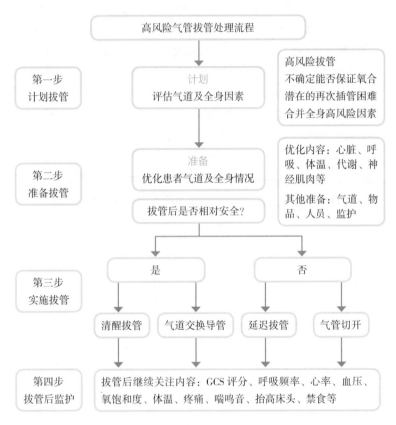

图2-16　高风险气管拔管处理流程

床旁经皮气管切开操作流程指引

一、适应证

（1）延长通气支持时间。

（2）气道管理。

（3）上呼吸道阻塞。

二、相对禁忌证

（1）年龄＜15岁。

（2）无法纠正的出血倾向。

（3）因血肿、肿瘤、甲状腺肿大或既往颈部手术遗留的疤痕导致的颈部严重变形。

（4）已确诊或临床疑似的气管软化。

（5）存在颈部软组织感染的证据。

（6）导致体表标志不明显的肥胖和/或短颈。

（7）因颈椎融合、类风湿关节炎或其他造成颈椎不稳定因素导致的无法伸颈。

（8）非插管患者。

（9）PEEP≥20cmH$_2$O。

三、器械及物品

超声机、纤支镜、气管切开包、气管切开套管、呼气末二氧化碳监测模块、气管插管箱、消毒液、手术单、手术衣、手套、石蜡油、利多卡因、生理氯化钠、纱布、无菌剪刀等。

四、操作流程

（1）行床旁胸片检查，明确肺部情况及气管插管尖端位置。

（2）行床旁颈部超声检查，明确甲状腺两叶位置、甲状腺峡部覆盖气管软骨位置及厚度（正常2～3mm）。

（3）体位　平卧，背部放置小枕头，使头呈过伸、后仰位，充分暴露颈部（图2-17）。

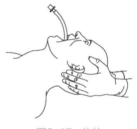

图2-17　体位

（4）患者充分镇静、镇痛，应用肌松药。调节呼吸机模式及参数。

（5）呼气末二氧化碳监测模块，在喉镜下将气管插管拔出，见气管插管前段"双黑线"标识拔出声门时停止拔出，观察呼吸机波形及参数变化。

（6）穿手术衣、戴无菌手套。

（7）准备气管切开包内物品，检查气管切开套管型号及气囊是否漏气，套管内置入导芯，套管前端涂抹石蜡油（图2-18、图2-19）。

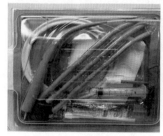

图2-18　气管切开包

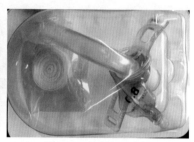

图2-19　气管切开套管

（8）消毒（15cm）、铺巾。

（9）定位　选择第1～2气管软骨间，或第2～3气管软骨间为穿刺点（图2-20）。

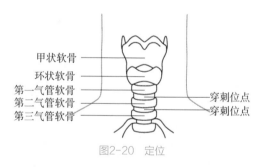

图2-20　定位

（10）利多卡因局部麻醉后，在定位处行一长1～1.5cm切口（只切开表皮，勿切开皮下组织）（图2-21）。

（11）必要时纤支镜进入气道，查看气管插管尖端情况。

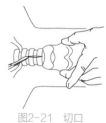

图2-21　切口

（12）纤支镜可视下刺入带翘
管穿刺针（进针方向约15°，倾斜向
足部），进针同时保持注射器负压状
态，穿刺针进入气道后可见气泡及少
量痰液抽出（图2-22）。

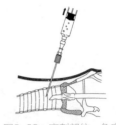

图2-22 穿刺部位、角度

（13）完全置入穿刺针上鞘管进
入气道，退出穿刺针，连接注射器并再次回抽确认翘管是否
通畅。

（14）导丝经鞘管置入后，退出鞘管（图2-23）。如应
用纤支镜，此时可退出纤支镜。

（15）旋转置入短尖扩张器，初步扩张皮下至气管前壁
组织（图2-24）。

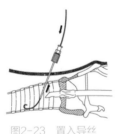

图2-23 置入导丝

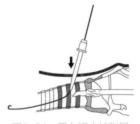

图2-24 置入短尖扩张器

（16）将牛角扩张器尖端浸入生理盐水，激活扩张器表面
亲水涂层，拔出短尖扩张器（勿将导丝带出），沿导丝同时
倾斜置入白色引导管及牛角扩张器，至扩张器末端黑色标记
水平（图2-25）。

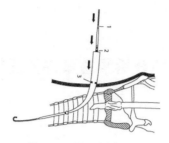

图2-25　置入牛角扩张器

1.近端导丝连接标记　2.扩张器定位标记　3.皮肤定位标记

（17）将扩张器拉回、前送，有效扩张穿刺部位。取出扩张器，将引导管及导丝留在原位（此时应有气体及气道内分泌物喷出）。

（18）沿引导管及导丝置

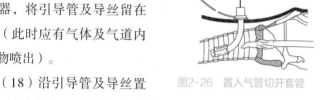

图2-26　置入气管切开套管

入带导芯气管切开套管（动作轻柔，伴随倾斜弧度），拔出引导管、导丝及导芯（图2-26）。

（19）见大量气体经气管切开套管内流出，充盈气囊，检查呼吸机呼气末二氧化碳波形（6个呼吸周期），确定气管切开套管在位后，吸痰，连接呼吸机，拔出经口气管插管。

（20）无菌纱布剪"丫"形口，垫压气管切开处，固定气管切开套管，选择性在颈后及颈部左右垫无菌纱布防止压疮。

（21）床头抬高30°～40°，复查胸部平片。

（唐泽君　李　旭）

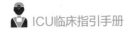

气管切开后紧急事件处理指引

一、气管切开位置

见图2-27。

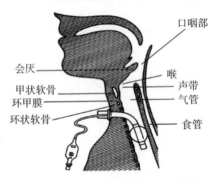

口咽部

会厌

甲状软骨
环甲膜
环状软骨

喉
声带
气管

食管

图2-27　气管切开导管位置解剖示意图

二、气管切开后紧急事件

气管切开后紧急事件包括：①出血。②导管脱出。③导管移位（图2-28）。④导管堵塞。⑤氧饱和度下降。

处理气管切开后紧急事件时，重点考虑：

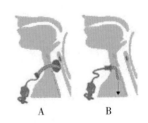

A　　　　　B

图2-28　导管移位

A. 导管部分移位，Cuff阻塞气管
B. 导管全部移位，导管位于颈部前方软组织内（假窦道）

（1）窦道是否已经形成？一般情况下窦道形成时间如下：

1）标准气管切开≥3天。

2）经皮扩张气管切开≥7天。

3）窦道的安全稳定期为≥7天。

（2）患者气道是否为困难气道？

（3）气管切开是暂时性的，还是永久性的？

（4）切忌在不确定气管切开导管是否在气道时，使用呼吸球囊经气管切开导管辅助通气，此操作可造成颈部皮下气肿、困难气道、防碍气管插管。

（5）如有需要，尽早寻求麻醉科帮助。

（一）出血

1. 来源

（1）气管切开口。

（2）甲状腺。

（3）肺。

2. 处理 见图2-29。

（1）增加气囊（Cuff）压力。

（2）确定出血部位

1）气管切开口 直接压迫止血。出血严重者，通知外科医生。

2）肺出血 增加氧气浓度，准备纤支镜。出血严重者，通知外科医生。

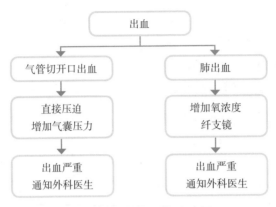

图2-29 出血处理流程

（二）导管脱出气道

见图2-30。

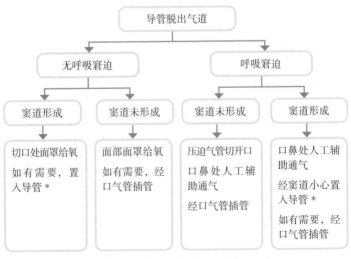

图2-30 导管脱出气道处理流程

注：*气管切开口置入导管后，必须用呼气末二氧化碳监测模块或纤支镜确认位置。

（三）导管移位

1. 当出现以下情况时，应高度怀疑气管切开后导管不在气管内或偏离气道

（1）吸痰管难以通过气管切开导管。

（2）导管内无气流。

（3）呼吸窘迫。

（4）氧饱和度下降。

2. 处理

（1）气囊（Cuff）放气。

（2）断开呼吸机管路（如果在使用呼吸机）。

（3）不可以经气管切开导管球囊通气。

（4）有自主呼吸　面部面罩给氧。

（5）无自主呼吸　口鼻处人工辅助通气。

（6）尽快通知医生，必要时拔出气管切开导管，经口气管插管。

（四）导管堵塞

1. 当出现以下情况应高度怀疑气管切开后导管堵塞

（1）导管处出现异常呼吸音。

（2）插入吸痰管时感到阻力。

（3）近期出现血痰或脓痰。

2. 处理

（1）气囊（Cuff）放气。

（2）经口鼻处给氧。

（3）窦道已形成　拔出气管切开导管，经窦道小心重新

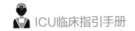

置管。置入后，必须用呼气末二氧化碳监测模块或纤支镜确认位置。

（4）窦道未形成　拔出气管切开导管，经口气管插管。

（五）氧饱和度下降

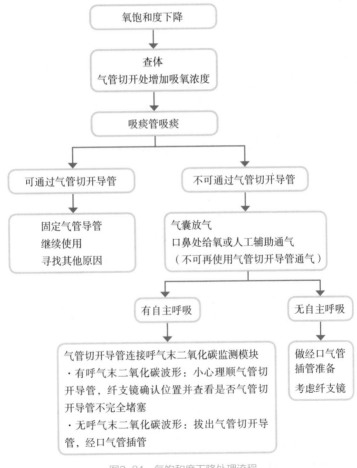

图2-31　氧饱和度下降处理流程

处理（图2-31）时，重点考虑：

（1）气管切开导管问题　如移位、堵塞等。

（2）患者自身肺部问题。

（3）供氧问题　如呼吸机、氧源等。

参考文献

[1] M KAWAGUCHI. Introduction to Critical Care Nursing[M]. Philadelphia: Elsevier, 2013.

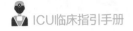

俯卧位通气指引

俯卧位通气是将患者取俯卧位进行机械通气，以改善急性呼吸窘迫综合征（acute respiratory distress syndrome，ARDS）患者的氧合为治疗目的。

一、适应证

当呼吸机参数：PEEP≥5cmH₂O、FiO₂≥60%、潮气量6mL/kg，持续12～24h后，氧合指数（PaO₂/FiO₂）仍<150mmHg（20kPa）的ARDS患者。

二、禁忌证

1. **绝对禁忌证** 脊柱不稳定患者。

2. **相对禁忌证**

（1）颅内压升高。

（2）脊柱外的不稳定性骨折。

（3）大咯血。

（4）深静脉血栓形成且治疗不足2天。

（5）平均动脉压<65mmHg。

（6）前侧胸腔引流管漏气。

三、停止俯卧位通气

1. 俯卧位通气有效 转换为仰卧位后，呼吸机参数PEEP≤10cmH$_2$O、FiO$_2$≤40%，氧合指数（PaO$_2$/FiO$_2$）>150mmHg（20kPa）持续4h以上。

2. 俯卧位通气无效 俯卧位通气时，氧合指数（PaO$_2$/FiO$_2$）较仰卧位通气下降20%。

3. 出现紧急并发症

（1）气管插管拔出、堵塞。

（2）咳血。

（3）氧浓度（FiO$_2$）100%时，SpO$_2$<85%或PaO$_2$<55mmHg（7.24kPa）持续>5min。

（4）心率<30次/分，持续>1min。

（5）收缩压<60mmHg，持续>5min。

（6）心跳骤停（附件1）。

四、操作流程

（一）翻身到俯卧位

1. 准备

（1）明确有无适应证、禁忌证。

（2）知情同意 向患者或患者家属解释俯卧位原因、过程和可能的并发症，并签署俯卧位通气知情同意书。

（3）人员准备

1）1名医生 ①站在床头，保护患者头部和气道，保护气管插管，避免移位和脱出。②指挥整个俯卧位翻身过程。

2）4名护士　①4名护士分别站在床的两侧，负责翻身。②站在患者右侧下肢位置的护士负责观察监护仪显示的生命体征。③其中1名护士负责观察呼吸机数据及呼吸情况，保护呼吸机管路、避免移位和脱出。

（4）物品准备

1）俯卧位安置头部的C形凝胶垫1块。

2）枕头，3～4个。

3）翻身单，2张。

4）心电图电极片，3片。

5）生理盐水10mL，1支。

6）复方氯己定或生理盐水100mL，1支。

7）负压吸引器。

8）气管插管箱。

9）水胶体敷料（必要时）。

10）食品保鲜膜（必要时）。

（5）患者准备

1）查体，记录数据

• 血流动力学情况

• 呼吸情况

• 皮肤情况

• 管路和导管的标识

• 翻身前查动脉血气分析

2）眼睛张开状态时，进行眼睛护理

- 用生理盐水清洗

- 贴保鲜膜

- 保证眼皮为闭合状态

3）口腔护理

- 吸净口腔分泌物

- 用复方氯己定进行口腔护理，对氯己定过敏患者，用生理盐水做口腔护理

4）气管插管护理

- 吸净气道内分泌物

- 确定气管插管深度，妥善固定气管插管（经口气管插管，固定在口腔中间位置）

5）鼻胃管护理

- 停止肠内营养

- 吸净胃内容物

- 封闭胃管

6）预防压疮

- 观察皮肤情况

- 水胶体敷料保护易受压部位，如前额、双侧面颊及下颌等

7）管路和导管护理

- 确保所有管路都有标识

- 确保俯卧位过程，所有管路长度足够

- 将患者头部至腰部的线路、管路排列整齐，放置在床头正中间位置

• 将患者腰部至脚的线路、管路排列整齐，放置在床尾正中间位置

• 确保所有线路、管路的连接口不会脱开

• 确保所有管路开关、压力抗血栓泵接口不会损害皮肤

8）翻身前

• 予足够的镇静剂和肌松剂，防止翻身过程患者躁动

• 气垫床最大充气

• 呼吸机氧浓度调整至100%

• 检查患者颈部左右活动度

2. **翻身过程**

（1）调整身体下方翻身单位置，翻身单上缘略高于患者肩部（勿过高）。

（2）移除患者身上衣物。

（3）重新放置心电图电极片 从前胸移至后背。

1）将C导联放在颈部后侧。

2）并胸导联从前胸移至后背，RA从颈下穿过，贴在右肩部，LA贴在左肩部。

（4）将SpO_2监测探头放置在远离呼吸机一侧患者手指上。

（5）将枕头分别放在患者前胸、骨盆和胫骨上。

（6）将手臂放在患者臀部下方，手掌朝下。

（7）另一张翻身单盖在患者身上。

（8）卷动翻身单，使其尽可能多的包裹住患者身体。

1）站在呼吸机一侧的护士 向下卷动2张翻身单。

2）站在对侧的护士 向上卷动2张翻身单。

（9）用翻身单将患者移动到远离呼吸机一侧的床旁。

（10）远离呼吸机一侧的护士，将患者像"夹三明治"一样用两张翻身单夹起，将患者转向呼吸机一侧，直至身体垂直于床面（此时避免患者坠床）。

（11）站在呼吸机一侧的护士，将手中的翻身单经过患者手臂下方送向对侧。

（12）站在对侧的护士，尽可能多的抓住患者手臂下方的翻身单。

（13）保持患者身体侧立于床面。

（14）拉动翻身单，将患者翻转为俯卧位。

（15）使患者头部朝向呼吸机方向。

（16）将患者头部安放在固定头部的C型凝胶垫上后，医生才可放开固定气管插管的手。

（17）调整胸部、骨盆、胫骨下方枕头，使下腹部和膝盖不承受压力。

（18）调整电极片位置至背部。

3. 翻身到俯卧位后

（1）查体，与翻身前记录的数据比较

1）确保所有的监护设备都已经妥善连接。

2）血流动力学参数。

3）呼吸情况。

（2）眼睛护理　确保眼睛处于闭合状态，必要时可用保鲜膜固定。

（3）口腔护理　如有必要，可再做一次口腔护理。

（4）气管插管护理

1）检查气管插管深度，确保气管插管妥善固定。

2）必要时吸痰。

3）听诊双肺呼吸音，确保气管插管位置正确。

（5）管路护理

1）检查所有管路标识、接口和扭结的部位。

2）确保所有管路通畅，无脱开、压折。

（6）患者体位

1）通常将患者保持整体头高脚低位10°～30°（勿只抬高床头）。

2）将患者面部朝向一侧的上肢摆成"单侧游泳体位"，肩部外展，角度<90°，肘部屈曲约90°。

3）对侧肩部摆正，手臂轻度外展。

4）避免臂丛神经过度伸展。

（7）营养　遵医嘱重新开始肠内营养。

（8）动脉血气分析　俯卧位约1h后，检测动脉血气分析，或依据患者临床表现动态检测。

（9）记录　填写俯卧位翻身核查单（附件2）。

（二）保持俯卧位

1. 头部

（1）确保患者头部下方的C形凝胶垫位置正确。

（2）防止颈部过度伸展。

（3）确保眼睛处于闭合状态。

（4）头部下方放置护理垫，方便移除被口腔分泌物污染的物品。

（5）每2～4h转动1次头部，由2名护士共同完成。①保证所有管路长度足够。②一名护士站在床头，一只手以面部和下颌骨为支点，用拇指和食指固定气管插管，另一只手固定头部，同时发布指令。③另一名护士站在床旁，辅助转动头部到另外一侧。

2. 躯干

（1）确保肩膀下方横置一个枕头。

（2）确保双侧乳房没有受压。

（3）确保腹部没有受压。

3. 上肢

（1）确保正确的"单侧游泳体位"。

（2）患者面部朝向的一侧，肩部外展，角度<90°，肘部屈曲约90°。

（3）对侧肩部摆正，手臂轻度外展。

（4）放一块毛巾在屈曲肘部下方。

（5）检查双侧腕部脉搏搏动。

（6）避免腕部和手指过度屈曲或过度伸展。

（7）每2～4h变换左右"单侧游泳体位"。

4. 骨盆

（1）确保骨盆下方横置一个枕头。

（2）确保男性患者的阴囊、阴茎没有受压。

5. 下肢

（1）确保双侧胫骨下方横置一个枕头，避免膝盖受压。

（2）足趾应高于床面。

6. **检测动脉血气分析**　俯卧位通气过程中，依据患者临床表现进行检测，或遵照医嘱检测。

7. **俯卧位通气过程**　保持俯卧位通气至少16h后，翻回至仰卧位。

（三）翻身到仰卧位

1. **准备**

（1）翻身指征

1）达到翻身到仰卧位的时间（约16h）。

2）符合结束俯卧位通气指征。

（2）人员准备

1）1名医生　①站在床头，保护患者头部和气道，保护气管插管，避免移位和脱出。②指挥整个仰卧位翻身过程。

2）4名护士　4名护士分别站在床两侧，负责翻身、保护管路、避免移位和脱出。

（3）物品准备

1）翻身单2张。

2）心电图电极片3片。

（4）患者准备

1）查体，记录数据

• 血流动力学参数

• 呼吸情况

2）口腔护理

• 吸净口腔分泌物

3）气管插管护理

• 吸净气道内分泌物

• 确认气管插管深度

4）鼻胃管护理

• 停止鼻饲

• 吸净胃内容物

• 封闭胃管

5）管路和插管护理

• 检查所有管路都有标识

• 确保俯卧位过程中，所有管路长度足够。

• 将患者头部至腰部的线路、管路排列整齐，放置在床头正中间位置

• 将患者腰部至脚的线路、管路排列整齐，放置在床尾正中间位置

• 确保所有线路、管路的连接口不会脱开

• 确保所有管路开关、压力抗血栓泵接口不会损害皮肤

2. **翻身过程**

（1）移除患者身上衣物。

（2）将患者上肢放置在身体两侧，平行于躯干。

（3）将心电图电极片从后背移至前胸。

1）将C导联放在颈部后侧。

2）胸导联从后背移至前胸。

（4）将一张翻身单盖在患者身上。

（5）卷动翻身单，使其尽可能多的包裹住患者身体。

1）站在患者面部同侧的护士　向上卷动2张翻身单。

2）站在对侧的护士　向下卷动2张翻身单。

（6）去除患者头部下方的C形凝胶垫。

（7）用翻身单将患者移动到面部朝向一侧的床旁。

（8）患者面部朝向一侧的护士，将患者像"夹三明治"一样用2张翻身单夹起，将患者向上翻起，直至身体垂直于床面（此时避免患者坠床）。

（9）患者面部朝向相反一侧的护士，将手中的翻身单经过患者手臂下方送向对侧。

（10）患者面部朝向一侧的护士，尽可能多的抓住患者手臂下方的翻身单。

（11）保持患者身体侧立于床面。

（12）拉动翻身单，将患者翻转为仰卧位。

（13）在患者头部下方垫一个枕头后，医生才可放开固定气管插管的手。

（14）调整电极片位置至胸部。

3. **翻身到仰卧位后**

（1）查体，检查生命体征

1）确保所有的监护设备都已经妥善连接。

2）血流动力学参数。

3）呼吸情况。

（2）眼睛护理

1）移除眼部保鲜膜。

2）用生理盐水清洗眼睛。

（3）口腔护理　做一次口腔护理。

（4）气管插管护理

1）检查气管插管的深度，确保气管插管妥善固定。

2）吸净气道内分泌物。

3）听诊双肺呼吸音，确保气管插管位置正确。

（5）管路护理

1）检查所有管路标识、接口和扭结的部位。

2）确保所有管路通畅，无脱开、压折。

（6）营养　遵医嘱重新开始肠内营养。

（7）动脉血气分析　仰卧位后，依据患者临床表现进行动态检测。

（8）记录　填写仰卧位翻身核查单（附件2）。

（唐泽君　李　旭）

参考文献

[1] GUERIN C. Prone positioning in severe acute respiratory distress syndrome[J]. NEJM, 2013, 368:2159-2168.

[2] SUD S. Effect of prone positioning during mechanical ventilation on mortality among patients with acute respiratory distress syndrome: a systematic review and meta-analysis[J]. CMAJ, 2014,186(10):381-390.

[3] BROWN J. Cardiac arrest during surgery and ventilation in the prone position: a case report and systematic review[J]. Resuscitation, 2001,50(2):233-238.

[4] MIRANDA C. Successful defibrillation in the prone position[J]. British Journal of Anaes, 2011, 87(6):937-938.

附件1　俯卧位患者的心肺复苏

（1）确定大动脉搏动消失→启动CPR，同时呼叫同事帮助。按压部位应遵照图2-32的按压部位进行。

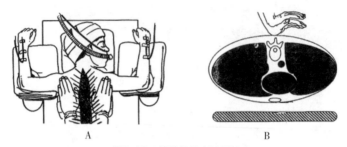

图2-32　俯卧位的心肺复苏

A. 按压双侧背部　B. 按压胸椎

（2）电除颤应用于需要除颤的心律失常。一个电极片可安置在左侧腋中线下方，另一个电极片安置在右侧肩胛骨上方。

（3）当现场有足够的工作人员时，将患者翻转至仰卧位。

附件2 俯卧位翻身核查单（表2-7）

表2-7 俯卧位翻身核查单

仰卧位到俯卧位的核查单	是	否	备注
准备			
（1）查体，翻身前查动脉血气分析			
（2）保证眼皮闭合状态，必要时用生理盐水清洁眼睛，盖上保鲜膜			
（3）吸干净口腔和气道内分泌物。用复方氯己定（如果氯己定过敏，用生理盐水）做口腔护理			
（4）确保气管插管已妥善固定			
（5）停止鼻饲肠内营养，抽吸干净胃内容物，封闭胃管			
（6）水胶体敷料保护前额、双侧面颊和下颌皮肤			
（7）检查所有连接处，确保所有管路/线路/引流管是安全的			
（8）管路/线路/引流管的位置：腰部以上，放在床头中间位置			
（9）管路/线路/引流管的位置：腰部以下，放在床尾中间位置			
（10）所有管路/线路/引流管开关/压力抗血栓泵接口不会损害皮肤			
（11）予镇静/肌松药物，防止躁动			
（12）气垫床最大充气			
（13）氧浓度调整至100%			
（14）检查颈部活动度			

（续表）

仰卧位到俯卧位的核查单

翻身过程

（1）床头医生负责保护气管插管安全，固定患者头部，指挥翻身过程 4名护士在床的两侧，负责翻身。负责患者右侧下肢位置的护士负 监测患者的生命体征

（2）轴线翻身，避免(关节)过度伸展

（3）确保上肢在身体两侧，手掌放在臀部下方

（4）将心电监护的电极片从前胸转移到后背：C导联放在颈部后侧；胸 联从前胸移至后背，RA从颈下穿过，贴在右肩部，LA贴在左肩音

（5）用另一张翻身单盖在患者身上，将患者移至远离呼吸机一侧的 旁，像"夹三明治"一样将患者夹起

（6）将患者转向呼吸机一侧，直到患者身体垂直于床面，然后拉动翻 单，将患者翻至俯卧位

（7）将患者头部放在C形凝胶垫上

（8）调整电极片位置至背部

翻身后

（1）查体（检查生命体征和呼吸机参数）

（2）检查所有管路/线路/引流管是否安全，重新开始鼻饲肠内营养

（3）体位保持整体头高脚低位10°～30°（勿只抬高床头）

（4）身体"单侧游泳体位"：肩部外展，角度<90°，肘部屈曲约90° 对侧肩部摆正，手臂轻度外展

（5）男性患者：确保阴茎、阴囊无受压

（6）俯卧位1h后查动脉血气分析

是	否	备注

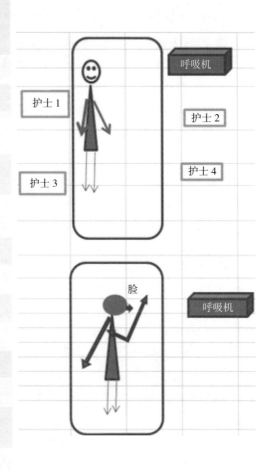

护士 1

护士 2

护士 3

护士 4

呼吸机

脸

呼吸机

（续表）

俯卧位到仰卧位的核查单

准备

（1）查体

（2）吸干净口腔和气道内分泌物

（3）停止鼻饲肠内营养，抽吸干净胃内容物，封闭胃管

（4）检查所有连接处，确保所有管路/线路/引流管是安全的

（5）管路/线路/引流管的位置：腰部以上，放在床头位置

（6）管路/线路/引流管的位置：腰部以下，放在床尾位置

（7）予镇静/肌松药物，防止躁动

（8）气垫床最大充气

（9）氧浓度调至100%

翻身过程

（1）床头医生负责保护气管插管安全，固定患者头部，指挥翻身过程
4名护士在床的两侧，负责翻身

（2）将上肢放在身体两侧

（3）将电极片从后背移到前胸

（4）用另一张翻身单盖在患者身上，将患者移动到面部朝向的一侧，
"夹三明治"一样将患者夹起

（5）将患者转向面部朝向相反一侧，直到身体垂直于床面，然后拉动
身单，将患者翻至仰卧位

（6）调整电极片位置至胸部

翻身后

（1）查体（检查生命体征和呼吸机参数）

（2）检查所有管路/引流管/线路。重新开始鼻饲肠内营养

（3）翻身到仰卧位后依据患者临床情况动态检测动脉血气分析

是	否	备注

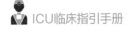

VV-ECMO 患者管理指引

静脉-静脉体外膜肺氧合（vein vein-extracorporeal membrane oxygenation，VV-ECMO）是重度急性呼吸窘迫综合征（acute respiratory distress syndrome，ARDS）患者可以选择的一种治疗模式。VV-ECMO为重度ARDS患者提供肺恢复治疗，允许肺休息，并减少了呼吸机导致的肺损伤。

一、适应证

（1）任何原因（原发性或继发性）导致的低氧血症型呼吸衰竭。

1）当死亡风险＞80%时，有指征

- 已经给予最佳治疗方案≥6h，并且
- FiO_2＞90%时，PaO_2/FiO_2＜100，或者
- Murray's 评分：3~4分

2）当死亡风险＞50%时，应考虑

- 当FiO_2＞90%时，PaO_2/FiO_2＜150，或
- Murray's 评分：2~3分

Murray's 评分见表2-8。

表2-8　Murray's 评分表（评分为下列4个参数的平均值）

	0	1	2	3	4
PaO_2：FiO_2（FiO_2 100%条件下）					
mmHg	≥300	225~299	175~224	100~174	<100
kPa	≥40	30~40	23~30	13~23	<13
胸片	正常	每个象限有一处渗出，累计多1分			
PEEP	≤5	6~8	9~11	12~14	≥15
肺顺应性 (mL/cmH₂O)	≥80	60~79	40~59	20~39	≤19

（2）机械通气时平台压（Pplat）>$30cmH_2O$，仍有CO_2潴留。

（3）急性肺栓塞、气道梗阻情况，已经给予最佳处理，但仍即将发生呼吸或心跳骤停。

（4）肺移植前的支持治疗。

注意：ECMO治疗本身和后续管理风险高，因此由ICU主任医生才可做出ECMO支持的决定。

二、禁忌证

没有绝对禁忌证。

需要考虑开始ECMO治疗后，影响预后的因素。

（1）高的呼吸机支持条件（FiO_2>90%，Pplat>$30cmH_2O$）≥7天。

（2）使用免疫抑制剂治疗（中性粒细胞绝对值ANC<0.5）。

（3）新近发生或仍在加重的颅内出血。

（4）不可逆的主要的并存疾病（如脑梗死、肿瘤末期）。

（5）高龄。

呼吸ECMO存活预测（respiratory ECMO survival prediction, RESP）评分（附件1），包括12个参数，可以帮助区分应用ECMO支持后预后差的患者。

注意：这个评分不能预测哪些患者将会从ECMO支持中受益。

三、模式选择（表2-9）

表2-9　依据心功能进行模式选择

心功能正常	心功能中度受抑	心功能重度受抑
	VV-ECMO	VA-ECMO
VV-ECMO	VA-ECMO （大多数患者不一定需要）	VAV-ECMO （增加对身体上半部分氧供。当心功能恢复后，可转为VV-ECMO）

四、管路组成（附件2）

（1）血管内管路。

（2）血泵。

（3）氧合器（"膜肺"，在血-气平面发生气体弥散）。

（4）体外循环管路。

（5）热交换器。

五、血管内管路

1. 管路置入

（1）经皮置管方法　在超声引导下，对大多ICU患者是可行的。穿刺前需用超声评估血管直径，必须有一个助手持续检查导丝，确保导丝在放置导管过程中，可以通畅进出导管。

（2）其他方法　外科血管切开。

注意：①患者血容量是正常的。②穿刺置管的同时开始输血。③稳定患者的血流动力学，必要时使用升压药。④通知血管外科医生，如果有血管损伤，可能需要血管修复。

2. 置管方案（附件3）

（1）方案1

引血通路（静脉端/血流入口）：右侧股静脉（通常选择23Fr 55cm多孔管道）→下腔静脉→尖端位于右心房入口。

回血通路（动脉端）：右侧颈内静脉（通常选择17Fr 18cm单孔管道）→上腔静脉→尖端位于右心房入口。

（2）方案2

引血通路（静脉端/血流入口）：右侧股静脉（通常选择23Fr 55cm单孔管道）→下腔静脉→尖端位于右心房入口。

回血通路（动脉端）：左侧股静脉（通常选择17Fr 18cm单孔管道）。

（3）方案3

引血通路（静脉端/血流入口）：右侧颈内静脉（通常选择21Fr 38cm多孔管道）→尖端位于右心房中段。

回血通路（动脉端）：右侧股静脉（通常选择17Fr 18cm单孔管道）。

（4）注意事项　避免在左侧颈内静脉或者锁骨下静脉置管。

3. 管道位置

（1）最佳置管位置　应权衡可以达到的最大血流量、最小再循环率和引流氧合最差的血。

（2）置管过程中、日常维护和任何需要的时候，应当通过胸片、心脏超声或经食管超声确定管道位置。

（3）床旁胸片确定两条管道尖端距离，通常＞10cm。

4. 管道型号（表2-10）

表2-10　管道型号选择

	型　号	备　注
引血管路 （长度：55cm）	21Fr 38cm 23Fr 55cm	在压力差为100mmHg时，达到目标血流速： 3.2L/min 5L/min
回血管路	16～18Fr	尽可能使用较短的管道 管径不可以太小，会增加阻力、剪切力，进而可能出现红细胞破坏及溶血

注：引血管道 Fr 大小不应超过：静脉直径（mm）×3。

5. 管路连接

（1）置管成功后，用生理盐水冲洗管路，静脉注入负荷剂量的普通肝素50U/kg（即使存在凝血功能异常）。

（2）在与体外循环的管路连接过程中，确保没有空气存留在管路中。

（3）体外循环的管路，引血管路标注为蓝色，回血管路标注为红色。

（4）使用缝线及敷料将管路妥善固定于皮肤。

（5）记录管道外露长度。

6. 氧合器

（1）警惕血流量（最大血流量，当血红蛋白120g/L时膜后氧饱和度＞95%）

（2）氧合器上的延长管必须妥善连接，如与CRRT连接，需先预充好。

六、参数设置

1. 初始设置（表2-11）

表2-11　参数设置与目标

	设　置	目　标
泵速	1 000r/min	开放夹子前
	＞1 000r/min	开放夹子后，调整转速，直至达到目标血流速

（续表）

	设　置	目　标
		用最低的流速达到目标：SpO_2 >85%
		对于心功能正常的患者，如果 SpO_2不能达到目标值，可保持血细胞比容（HCT）>40%
血流速	3~4L/min ［50~80mL/ （kg·min）］	足够的氧输送可以通过 $SvO_2 \geqslant SpO_2$–30% 来验证
		氧耗VO_2只需3L/（kg·min）， 氧输送DO_2=3×VO_2便已经足够
		注意：避免血流速<2L/min， 因为管路内形成血栓的风险很高
		再循环（差异性缺氧）可以导致SvO_2升高
气流		
FiO_2%	100%	影响$PaCO_2$
流速	1：1（气体流 速：血流速）	目标：$PaCO_2$ 40mmHg $PaCO_2$下降速度：10~20mmHg/h
肝素泵速	7.5~10U/ （kg·h）	目标：APTT是患者正常APTT 的1.5倍，或50~60s
呼吸机		
模式	SIMV+PSV	目标：肺休息，允许非常低的 潮气量
压力支持PC	10cmH2O	
压力支持PS	10cmH2O	在肺休息期间，不应该为改善 SpO_2而增加呼吸机支持条件
PEEP	10~12cmH2O	
呼吸频率	10次/分	改变呼吸机设置可能影响体内管 道的位置，进而影响血流及氧合
FiO_2	40%	

（续表）

	设　置	目　标
镇静	最初24h内充分镇静	将患者代谢率降至最低 充分镇静，便于ECMO管路置入 镇静药物（尤其是芬太尼）的容积分布可能受到管路影响并且需要较大的剂量 不推荐使用丙泊酚镇静

2. 后续设置（表2-12）

表2-12　参数设置与目标

	设　置	目　标
泵速	>1 000L/min	调整参数直至达到目标血流速
血流速	3～4L/min [50～80mL/(kg·min)]	用最低的流速达到目标：SpO_2>85% 对于心功能正常的患者，如果SpO_2不能达到目标值，就保持血细胞比容（HCT）>40% 足够的氧输送可以通过SvO_2≥SpO_2-30%来验证 避免血流速<2L/min，因为管路内形成血栓的风险很高 注意：再循环（差异性缺氧）可以导致SvO_2升高
气流　　FiO_2%　　流速	100%　　1∶1（气体流速∶血流速）	目标：$PaCO_2$ 40mmHg

109

（续表）

	设　置	目　标
肝素泵速	7.5 ~ 10U/（kg·h）	目标：APTT是患者正常APTT的1.5倍，或50 ~ 60s
血小板数量 纤维蛋白原水平	>80×10^9/L 正常值	将出血风险降至最低 血小板降低，必须意识到发生肝素诱导的血小板减少症（HIT）的可能性
呼吸机 　模式 　压力支持PS 　PEEP 　FiO$_2$	 PSV 10cmH$_2$O 10 ~ 12cmH$_2$O 40%	目标：肺休息，允许非常低的潮气量 在肺休息期间，不应该为改SpO$_2$而增加呼吸机支持条件 目标：SpO$_2$≥85% 氧输送和良好的循环很关键
镇静	第3天达到最小剂量的镇静状态	不推荐使用丙泊酚；如选择丙泊酚，仅使用较小剂量

七、每日监测

（一）患者

1. 身体状况

（1）监测生命体征，包括血压、脉搏、氧合器前血氧饱和度（必要时）和患者血氧饱和度等。

（2）心脏彩超评估血流动力学状态，尤其右心功能，也包括肺动脉压力、左心功能等。当出现右心功能衰竭及严重肺动脉高压时，可能需要转为VA-ECMO。

右心衰竭临床表现：①心率增快。②血压下降，早期可能对液体复苏有反应（排除出血）。③尿量减少。

2. **管路护理**

（1）管路固定必须非常小心，防止管路位置移动。管路必须用止血钳妥善固定在不会随患者移动的床单上，保证管路充分暴露，不被遮盖，管道连续，禁止弯折。

（2）在患者翻身过程中，必须有一个医护人员专门负责ECMO管路。

（3）必须检查管路可见部分的剩余长度。

（4）使用氯己定敷料（无酒精）覆盖穿刺部位。

（5）监测并发症

1）早期　气胸、出血、血管穿孔。

2）晚期　感染、血栓形成、远端肢体缺血。

3. **常规治疗**

（1）足够的抗生素用于治疗感染。

（2）预防并发症　压疮、深静脉血栓（DVT）等。

（3）营养。

（4）液体平衡　目标：正常血容量。

（5）查APTT（1.5倍正常值）　如果APTT延长，必须检查有无消耗性凝血病。如果存在，增加肝素用量，必要时输注凝血因子。

4. **评估撤机**　原发病已得到控制，胸片肺部含气部分增加，可以考虑清醒患者的ECMO模式，以及在患者撤离ECMO之前，先拔除气管插管，脱离呼吸机支持。

5. **特殊情况** 避免不必要的操作，将出血风险降至最低。

（1）吸痰

1）不常规吸痰。

2）每次吸痰持续时间<5～10s。

（2）气胸

1）观察 <50%、随时间延长范围无扩大、没有血流动力学影响。

2）小的引流管引流 >50%、随时间延长范围扩大、引起血流动力学改变。

（3）急性肾衰竭 连接CRRT管路至氧合器的链接处。CRRT引血管连接在氧合器后接头，回血管连接在氧合器前接头。

（4）$PaCO_2$升高

1）原因 肺泡死腔增加，如肺组织坏死。

2）在1～6周后将恢复至正常。

（5）肺活检

1）如果诊断不明确，病情无改善，最好在开始ECMO的第1周进行。

2）最好通过开胸或胸腔镜方式进行。

3）极少需要。

（6）胸腔积液

1）当患者不是预备撤离ECMO时，不需要引流胸腔积液。可能加重患者病情。

2）如果非常必要，需要使用小针穿刺，如腰椎穿刺针，避免血胸。

（二）管路

1. 氧合器

（1）有效氧合　氧合器后的$PaO_2>300mmHg$，表明氧合器氧合效率正常。

（2）血凝块。

注意：每天检查氧合器是很重要的。氧合器出现问题后有可能瞬间造成氧合器失去功能，以及低血流量或无血流量，甚至患者病情恶化。当出现氧合器前压力升高或氧合器后压力降低时，需引起注意。

2. 控制台

（1）警报　必须设置报警低限。

（2）电源供应　电源插头必须连接妥当。

（3）检查电池状态。

3. 管路

（1）避免使用含酒精消毒剂。

（2）所有三通必须是关闭状态，不可用于输血或注射药物。

（三）记录

治疗核查单（附件4）。

治疗记录表（附件5）。

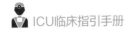

八、常见问题及并发症处理

当出现问题时，血流可能立即停止，患者病情出现变化。一部分ICU医护人员负责评估和处理患者，另外一部分ICU医护人员负责处理ECMO管路和机器（表2-13）。

（1）患者组　按照ABC流程评估和处理患者。

（2）ECMO组　评估和处理ECMO管路和机器，包括：①电路。②气路。③离心泵。④血流速。⑤压力（泵前、氧合器前、氧合器后）。⑥热交换器等。

表2-13　常见并发症及处理方法

	处　　理
管路断开	（1）夹住体外循环管路的任何部分 （2）呼叫其他医护人员帮助 （3）压住血管出血位置 （4）增加呼吸机支持条件 （5）准备管路重置入，预冲新的一套ECMO管路 （6）准备CPR
泵停止工作	（1）用手摇柄代替，转速达到要求的目标泵速 （2）呼叫其他的医护人员帮助
管路踢动	（1）检查管路位置 （2）血流速不能达标，降低血流速 （3）增加血管内液体容量

（续表）

	处　理
氧合下降	（1）增加呼吸机支持条件 （2）检查氧气是否正确连接到氧合器 （3）检查血流速是否足够 （4）检查氧合器是否有血凝块，如有必要，检查是否可以有效氧合 （5）检查管路位置（胸片、超声）：体内管道尖端位置的改变可以受患者及呼吸的设置而变化，即使体外标记没有变化 （6）检查氧合器前血氧饱和度 （7）检查再循环（差异性缺氧）情况：氧合器前$SpO_2 > 70\%$或>患者自身动脉SpO_2
血流不稳定	（1）考虑低血容量、管道位置移位、心包填塞、引血管血栓等 （2）如果血栓阻塞引流管，钳住引流管，剪断靠近静脉置管的管路，使用注射器抽吸血栓
空气栓塞	（1）立即将患者置于头低脚高位，降低血流速，钳夹动脉管路 （2）如果是氧合器前进气，从氧合器排气 （3）如果是大量进气，或者氧合器后进气，可能需要更换管路 （4）预防 1）ECMO治疗期间，如果需要CVC置管时，必须将患者置于头低脚高位，降低血流速度 2）离心泵和氧合器必须放置在低于患者的位置（即使在转运过程中）。如果管路在患者以上水平，并且没有血流时，容易引起空气栓塞 3）确保管路中的所有通路处于封闭状态

（续表）

	处　　理
出血	（1）常见原因　抗凝、血小板减少、凝血因子稀释 （2）检查凝血状态　凝血四项、去肝素的血栓弹力图（TEG） （3）最常见的出血部位　穿刺点 （4）最严重和可导致严重后果的并发症　颅内出血，发生率10%~15%，尤其在患者使用抗血小板药物后 （5）处理最危及生命的出血　停止肝素抗凝，积极给予血小板、血浆、冷沉淀、氨甲环酸等
血小板减少	（1）常见原因　血小板黏附并聚集在ECMO管路表面 （2）肝素诱导的血小板减少（HIT）　非常少见。如果诊断明确，用非肝素抗凝剂代替肝素
溶血	（1）原因　血液引流不通畅、管路中有血凝块等 （2）可能的干预　增加血管内血容量、降低血流速、放置第2条引流管道、更换管路、调整抗凝方案等 （3）如果游离血红蛋白>700mg/L，更换环路

九、撤机

（1）增加呼吸机支持条件　$FiO_2 \leqslant 40\%$、$PEEP \leqslant 10cmH_2O$。

（2）逐渐降低气流速至0 L/min，钳夹供氧管路。

（3）降低血流速至2.5L/min，观察患者有无呼吸窘迫症状。

（4）调整参数1h后检查动脉血气分析及膜前氧饱和度，指标满意，维持气流速及血流速，安排拔除ECMO管路。

（5）拔除管路前1h，停止肝素泵入

1）开始输血。

2）安排2组医护人员　①ECMO组（确保有3位医护人员）：降低泵速至1 000r/min；钳夹引血管路和回血管路；拔除引血的管路和回血的管路，压迫穿刺点至少30min，之后也需观察穿刺点出血情况。②患者组：监护患者生命体征；必要时，处理及稳定患者。

（6）拔除管路48h内筛查双下肢是否存在深静脉血栓（DVT）。

（唐泽君　杜　倩）

参考文献

[1] FERGUSON ND. The Berlin definition of ARDS: an expanded rationale, justification, and supplementary material[J]. Intensive Care Med, 2012, 38(10): 1573-1582

[2] ANAND S. Role of extra-corporeal membrane oxygenation in adult respiratory failure: an overview[J]. Hospital Practice, 2016, 44(2): 76-85.

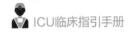

附件1　RESP评分表（表2-14）

表2-14　RESP评分表

参　　数		分数
年龄	18～49岁	0
	50～59岁	-2
	≥60岁	-3
免疫抑制状态		-2
ECMO前机械通气时间	<48h	3
	48h至7天	1
	>7天	0
急性呼吸系统疾病诊断（只可以选择1个）	病毒性肺炎	3
	细菌性肺炎	3
	哮喘	11
	创伤和烧伤	3
	吸入性肺炎	5
	其他急性呼吸系统疾病	1
	非呼吸系统疾病和慢性呼吸系统疾病	0
中枢神经系统功能障碍		-7
急性感染（非肺部）		-3
ECMO前应用神经肌肉阻滞剂		1
ECMO前应用一氧化氮		-1
ECMO前静脉应用碳酸氢钠		-2

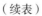

（续表）

参 数		分数
ECMO前心脏骤停		−2
PaCO₂（mmHg）	＜75	0
	≥75	−1
气道峰压力（cmH₂O）	＜42	0
	≥42	−1
总分		范围−22～15

通过风险分级得出的医院生存率		
RESP分数	风险分级	生存率
≥6分	Ⅰ	92%
3～5分	Ⅱ	76%
−1～2分	Ⅲ	57%
−5～−2分	Ⅳ	33%
≤−6分	Ⅴ	18%

注：可以计算 RESP 评分的网址：www.respscore.com。

免疫抑制状态：包括血液系统恶性肿瘤、实质脏器肿瘤、实质脏器移植、人类免疫缺陷病毒（HIV）、肝硬化。

中枢神经系统功能障碍：包括神经系统创伤、脑卒中（stroke）、脑病、脑栓塞、抽搐。

急性感染（非肺部）：包括其他细菌、病毒、寄生虫或真菌感染，但是没有累及肺部。

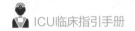
附件2　管路组成（图2-33）

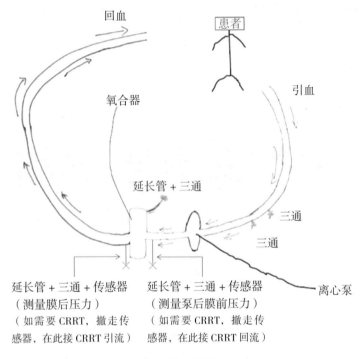

图2-33　管路组成

附件3 置管方案（图2-34）

分工明确：

（1）指挥（医生）。

（2）患者组 稳定生命体征（医生1位、护士1位）。

（3）ECMO组 置管（医生2位、护士2位），预冲管路（护士1位），超声（医生1位），助理（护士1位）。

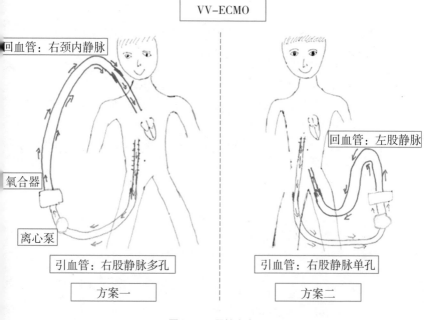

图2-34 置管方案

附件4 HKU-SZH ICU ECMO 治疗核查单（表2-15）

表2-15 HKU-SZH ICU ECMO 治疗核查单

ECMO模式	□VV	□VA	□+CR
	□高流量（VV–V）	□V–VA	□VV–
ECMO 天数	第_____天	氧合器使用	第____
血管置管型号	引血管	（ ）	（
	回血管	（ ）	（
ECMO仪器	□Rotaflow	□Cardiohelp	

核 查 单

ECMO仪器

标识牌：禁用酒精擦拭管路！

ECMO仪器必须连接有效的交流电源（LED显示灯开启）

ECMO气体流量表连接供氧及供气，绿色的氧气管连接氧合器

水箱与氧合器相连

氧合器排气口用无菌黄色帽关闭

检查水箱水量（>1/2总量）

报警设定：流量下限设置为1.5L/min (或目标流量 0.5L/min)

报警设定：转速下限设置为2 000r/min

标记流量传感器，检查流量传感器下限设置与预设设定相符

（不适用于：Rotaflow）

确认流量传感器连接方向与血流方向一致

插管

引血管标记，妥善固定（外露_____ 内置_____）

回血管标记，妥善固定（外露_____ 内置_____）

（   ）管标记，妥善固定

回流管妥善固定（VA ECMO）

ECMO管路检查

从引血管开始检查ECMO管路至返回回血管，管路暴露清晰，与床单固定良好，所有三通关闭状态

日期		年		月		日	
姓名			患者号				
床号							
年龄							
身高			体重				
□Medos			□其他				

09:00	组长审核	21:00	组长审核

（续表）

核 查 单

氧合器位置应低于患者

血泵出口应指向6点方向

确定系统没有异常声响（异常声响报告，管道撞击）

确定没有气泡/空气栓塞

确定氧合器内无血栓（如发现血栓，拍照并报告）

确定引血管与回血管之间管路内没有血栓

确定氧合器及管路内没有破损/泄漏

引血管与回血管内血液颜色有明显差异

确定回流管内没有血清分离现象（VA ECMO）

确定CRRT管路与ECMO妥善连接并固定

使用10L/min的气体冲洗氧合器10s (白班)

放空药杯内的多余水分

后备能量装置

手摇把

流量传感器超声膏

4把无齿管钳

可用的后备氧合器（与主管确认）

床旁紧急备用ECMO套装

观察并发症

监测患者是否出现溶血

血尿/高胆红素血症/血红蛋白尿/黄疸

监测神志，双侧上下肢的氧饱和度，外周循环，EtCO$_2$（VA ECMO）

签字

注：1. 交接班时对照核查单检查，在适用的项目打"√"，不适用的项目打"×"，每班护理组长核查。

2. 转运患者前后必须填写核查单。

3. 表格仅适用于以下3种机型：Rotaflow，Cardiohelp，Medos；如为其他机型，请填写 N/A。

09:00	组长审核	21:00	组长审核

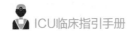

附件5 HKU-SZH ICU ECMO 治疗记录表（表2-16）

表2-16 HKU-SZH ICU ECMO 治疗记录表

姓名：   住院号：

时间	转速/ r · min⁻¹	血流量/ L · min⁻¹	管路压力/ mmHg	氧流量/ L · min⁻¹	氧浓度/ %
08:00					
09:00					
10:00					
11:00					
12:00					
13:00					
14:00					
15:00					
16:00					
17:00					
18:00					
19:00					
20:00					
21:00					
22:00					
23:00					
24:00					
01:00					
02:00					
03:00					
04:00					
05:00					
06:00					
07:00					

注：* 肝素 100U/mL

日期： 年 月 日

水温/℃	*肝素/mL·h⁻¹	双下肢动脉左/右	APTT/s	插管位置出血	送出化验

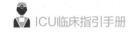

VA-ECMO 患者管理指引

静脉-动脉体外膜肺氧合（vein artery-extracorporeal membrane oxygenation,VA-ECMO）是循环衰竭伴或不伴其他器官衰竭患者可以选择的一种治疗模式。VA-ECMO在原发病好转前提供辅助支持，或是在其他器官移植前的过渡治疗。

一、适应证

（1）任何原因导致的低氧性呼吸衰竭进而出现循环衰竭（参考"VV-ECMO患者管理指引"）。

（2）原发病可纠正的疾病，在最佳治疗情况下，仍有循环衰竭表现，如爆发性心肌炎、冠状动脉介入术后和顽固性心源性休克导致的心肌顿抑等。

（3）器官移植前的过渡治疗。

注意：ECMO治疗本身和后续管理的风险高，因此由ICU主任医生才可做出ECMO支持的决定。

二、禁忌证

没有绝对禁忌证。

影响ECMO治疗预后的因素：

（1）高的呼吸机支持条件（$FiO_2>90\%$、$Pplat>30cmH_2O$）≥7天。

（2）使用免疫抑制剂治疗（中性粒细胞绝对值ANC<0.5）。

（3）新近发生或仍在加重的颅内出血。

（4）不可逆的主要的并存疾病，如脑梗死、肿瘤终末期等。

（5）高龄。

三、管路组成（附件1）

（1）血管内管路。

（2）离心泵。

（3）氧合器（"膜肺"，在血-气平面发生气体弥散）。

（4）体外循环管路。

（5）热交换器。

四、血管内管路

1. 管路置入

（1）经皮置管方法　在超声引导下，对于大多ICU患者是可行的。穿刺前需用超声评估血管直径，穿刺过程必须有一个助手持续检查导丝，确保导丝在放置导管的过程中可以通畅进出导管。

（2）其他方法　外科血管切开。

注意：①患者血容量是正常的。②穿刺置管的同时开始输血。③稳定患者的血流动力学，必要时使用升压药。④在置入回血管路前，先在股动脉置入Fr5远端灌注管。⑤通知血管外科医生，如果有血管损伤，可能需要血管修复。

2. 置管方案（附件2）

（1）方案1

引血通路（静脉端/血流入口）：左侧股静脉（通常选择23Fr 55cm单孔管道）→下腔静脉→尖端位于右心房入口。

回血通路（动脉端）：右侧股动脉（通常选择17Fr 18cm单孔管道）。

（2）方案2

引血通路（静脉端/血流入口）：右侧颈内静脉（通常选择21Fr 38cm多孔管道）→尖端位于右心房中段。

回血通路（动脉端）：右侧股动脉（通常选择17Fr 18cm单孔管道）。

注意：①避免在左侧颈内静脉或者锁骨下静脉置管。②回血通路首选右侧股动脉。③方案1更适用于体外CPR（E-CPR），因为操作部位更迅速便捷。④方案2可减少再循环（差异性缺氧）的发生。

3. 管道位置

（1）最佳置管位置　应权衡可以达到的最大血流量、最小再循环率和引流氧合最差的血。

（2）置管过程中、日常维护和任何需要的时候，应当通过胸片、心脏超声或经食管超声确定管道位置。

4. 管道型号（表2-17）

表2-17　管道型号选择

	型　　号	备　　注
引血管路		在压力差为100mmHg时，达到目标血流速：
	21Fr 38cm	3.2L/min
	23Fr 55cm	5L/min
回血管路	17～21Fr	尽可能使用较短的管道 　　管径不可以太小，会增加阻力、剪切力，进而可能出现红细胞破坏及溶血

注：引血管道 Fr 大小不应超过：静脉直径 mm × 3。

5. 管路连接

（1）置管成功后，用生理盐水冲洗管路，静脉注入负荷剂量的普通肝素50U/kg（即使存在凝血功能异常）。

（2）在与体外循环的管路连接过程中，确保没有空气存留在管路中。

（3）体外循环的管路，引血通路标注为蓝色，回血通路标注为红色。

（4）使用缝线及敷料将管路妥善固定于皮肤。

（5）记录管道外露长度。

6. 氧合器

（1）警惕血流量（最大血流量，当血红蛋白120g/L时膜后氧饱和度>95%）。

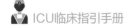

（2）氧合器上的延长管必须妥善连接，如与CRRT连接，需先预充好。

五、参数设置

1. 初始设置（表2-18）

表2-18　参数设置与目标

	设　置	目　标
泵速	1 000r/min 之后＞1 000 r/min	开放夹子之前 开放夹子后，调整转速，直至达到目标血流速
血流速	3 ~ 4L/min ［50 ~ 80mL/（kg·min）］	用最低的流速达到目标：$SpO_2 \geqslant 75\%$ 如果SpO_2不能达到目标值，保持血细胞比容（HCT）＞40% 足够的氧输送可以通过$SvO_2 \geqslant SpO_2-30\%$来验证 氧耗$VO_2$只需3L/（kg·min），氧输送$DO_2=3 \times VO_2$便已经足够 注意：避免血流速＜2L/min，管路内形成血栓的风险很高；再循环（差异性缺氧）可导致SvO_2升高

（续表）

	设　置	目　标
气流		影响PaCO$_2$
FiO$_2$	100%	目标：PaCO$_2$ 40mmHg
流速	1:1（气流速：血流速）	PaCO$_2$下降速度：10~20mmHg/h
肝素泵速	7.5~10U/（kg·h）	目标：APTT是患者正常APTT的2倍，或60~70s
呼吸机		
模式	SIMV+PSV	目标：心肺休息，允许非常低的潮气量
压力控制PC	10cmH$_2$O	
压力支持PS	10cmH$_2$O	在肺休息的时期，不应该为了改善SPO$_2$而增加呼吸机支持条件
PEEP	10~12cmH$_2$O	
呼吸频率	10次/分	改变呼吸机设置可能影响体内管道的位置，进而影响血流及氧合
FiO$_2$	40%	
镇静	最初的24h内充分镇静	将患者代谢率降至最低 充分镇静，便于ECMO管路置入 镇静药物（尤其是芬太尼）的容积分布可能受到管路影响并且需要较大的剂量 不推荐使用丙泊酚镇静

2. 后续设置（表2-19）

表2-19　参数设置与目标

	设　置	目　标
泵速	>1 000L/min	调整参数直至达到目标血流速

（续表）

	设　置	目　标
血流速	3～4L/min ［50～80mL/ （kg·min）］	用最低的流速达到目标：SpO_2 >75% 如果SpO_2不能达到目标值，可保持血细胞比容（HCT）>40% 足够的氧输送可以通过SvO_2 ≥SpO_2-30%来验证 注意：避免血流速<2L/min，因为管路内形成血栓的风险很高；再循环（差异性缺氧）可以导致SvO_2升高
气流 　FiO_2 　流速	 100% 1∶1（气流速∶血流速）	目标：$PaCO_2$ 40mmHg
肝素泵速	7.5～10U/ （kg·h）	目标：APTT是患者正常APTT的2倍，或60～70s
血小板数量 纤维蛋白原水平	>$80×10^9$/L 正常值	将出血风险降低至最低 血小板降低，必须意识到发生肝素诱导的血小板减少症（HIT）的可能性
呼吸机 　模式 　压力支持PS 　PEEP 　呼吸频率 　FiO_2	 PSV $10cmH_2O$ 10～$12cmH_2O$ 10次/分 40%	目标：肺休息，允许非常低的潮气量 在肺休息期间，不应该为改善SpO_2而增加呼吸机支持条件 目标：SpO_2≥75% 氧输送和良好的循环很关键

（续表）

	设　　置	目　　标
镇静	第3天达到最小剂量的镇静状态	不推荐使用丙泊酚镇静如选择丙泊酚，仅使用较小剂量

六、每日监测

（一）患者

1. 身体状况

（1）监测生命体征，包括血压、脉搏、氧合器前血氧饱和度（必要时）和患者血氧饱和度（左、右手）等。

（2）心脏彩超评估血流动力学状态，尤其主动脉瓣开放情况，左心功能、大小及排除心室内血栓等。

2. 管路护理

（1）管路固定必须非常小心，预防管路位置移动。管路必须用止血钳妥善固定在不会随患者移动的床单上，保证管路充分暴露，不被遮盖，管道连续，禁止弯折。

（2）在患者翻身过程中，必须有一个医护人员专门负责ECMO管路。

（3）必须检查管路可见部分的剩余长度。

（4）使用氯己定敷料（无酒精）覆盖穿刺部位。

（5）远端灌注管

1）如果可能，监测血流量。

2）监测远端肢体灌注（温度、颜色、毛细血管再充盈）。

（6）监测并发症

1）早期　气胸、出血、血管穿孔。

2）晚期　感染、血栓形成、远端肢体缺血。

3. 常规治疗

（1）预防并发症　压疮、深静脉血栓（DVT）等。

（2）营养。

（3）液体平衡　目标：正常血容量。

1）避免使用晶体液。

2）给予缩血管药物，而不是液体复苏来解决血管麻痹扩张。

（4）查APTT（2倍正常值）　如果APTT延长，必须检查有无消耗性凝血病。如果存在，增加肝素用量，必要时输注凝血因子。

4. 评估撤机　在心脏功能恢复时，VA-ECMO增加左心后负荷。循环衰竭的可逆病因解决，心脏功能通常在治疗1周内好转。ECMO撤机前评估非常重要：原发病已得到控制，心功能改善，可以考虑清醒患者的ECMO模式，以及在患者撤离ECMO之前，先拔除气管插管，脱离呼吸机支持。

5. 特殊情况　避免不必要的操作，将出血风险降至最低。

（1）吸痰

1）不常规吸痰。

2）每次吸痰持续时间<5～10s。

（2）气胸

1）观察　<50%、随时间延长范围无扩大、没有血流动

力学影响。

2）小的引流管引流 >50%、随时间延长范围扩大、引起血流动力学改变。

（3）急性肾衰竭 连接CRRT管路至氧合器的链接处。CRRT引血管连接在氧合器后接头，回血管连接在氧合器前接头。

（4）$PaCO_2$升高

1）原因 肺泡死腔增加，如肺组织坏死。

2）在1~6周后将恢复至正常。

（5）肺活检

1）如果诊断不明确，病情无改善，最好在开始ECMO的第1周进行。

2）最好通过开胸或胸腔镜方式进行。

3）极少需要。

（6）胸腔积液

1）当患者不是预备撤离ECMO时，不需要引流胸腔积液。可能加重患者病情。

2）如果非常必要，需要使用小针穿刺，如腰椎穿刺针，避免血胸。

（二）管路

1. 氧合器

（1）有效氧合 氧合器后的PaO_2>300mmHg，表明氧合器氧合效率正常。

（2）血凝块。

注意：每天检查氧合器很重要。氧合器出现问题后有可能瞬间造成氧合器失去功能，以及低血流量或无血流量，甚至患者病情恶化。当出现氧合器前压力升高或氧合器后压力降低时，需引起注意。

2. 控制台

（1）警报　必须设置报警低限。

（2）电源供应　电源插头必须连接妥当。

（3）检查电池状态。

3. 管路

（1）避免使用含酒精消毒剂。

（2）所有三通必须是关闭状态，不可用于输血或注射药物。

（三）记录

治疗核查单（附件3）。

治疗记录表（附件4）。

七、常见问题及并发症处理

当出现问题时，血流可能立即停止，患者病情出现变化。一部分ICU医护人员负责评估和处理患者，另外一部分ICU医护人员负责处理ECMO管路和机器（表2-20）。

（1）患者组　按照ABC流程评估和处理患者。

（2）ECMO组　评估和处理ECMO管路和机器，包括：①电路。②气路。③离心泵。④血流速。⑤压力（泵前、氧合器前、氧合器后）。⑥热交换器等。

表2-20 常见问题及并发症处理

	处　理
管路断开	（1）夹住体外循环管路的任何部分 （2）呼叫其他医护人员帮助 （3）压住血管出血位置 （4）增加呼吸机支持条件 （5）准备管路重新置入，预冲新的一套ECMO管路 （6）准备CPR
泵停止工作	（1）用手摇柄代替，转速达到要求的目标泵速 （2）呼叫其他的医护人员帮助
管路踢动	（1）检查管路位置 （2）血流速不能达标，降低血流速 （3）增加血管内液体容量
血流不稳定	（1）考虑低血容量、管道位置移位、心包填塞、引血管血栓管 （2）如果血栓阻塞引流管，钳住引流管，剪断靠近静脉置管的管路，使用注射器抽吸血栓
氧合下降	（1）增加呼吸机支持条件 （2）检查氧气是否正确连接到氧合器 （3）检查血流速是否足够 （4）检查氧合器是否有血凝块，如有必要，检查是否可以有效氧合 （5）检查管路位置（胸片、超声）：体内管道尖端位置的改变可以受患者及呼吸的设置而变化，即使体外标记没有变化 （6）检查氧合器前血氧饱和度 （7）检查再循环（差异性缺氧）情况

（续表）

	处　　理
差异性缺氧	（1）上半身缺氧，下半身血氧含量较好，反应身体不同部位氧供程度的不同 （2）在VA-ECMO中都会发生，只是严重程度不同，取决于：①股静脉管选择多孔管道。②心脏功能恢复，但肺功能欠佳 （3）当氧合器前$SpO_2 > 70\%$或>患者自身动脉SpO_2，此时上半身与下半身的氧供存在明显差异，并且在各自的部分存在再循环，处理方法： 1）如果使用股静脉单孔导管引血，将导管再进入一部分，使导管可以引流上腔静脉血流 2）如果使用股静脉多孔导管引血，可以通过在右侧颈内静脉置入回血管，转换为V-AV模式。必须调节股动脉/颈内静脉血流分配比例，并仔细监测远端灌注管血流。如果情况允许，可移除股静脉导管 3）当心功能恢复，但肺功能欠佳时，可考虑转换为VV-ECMO
左心室扩张	（1）当主动脉瓣未开放及右心功能良好时会出现左心室扩张 （2）逐渐加重并影响心肌灌注，处理方法：减少血管收缩、增加强心药物、扩血管药物、降低血流、主动脉内球囊反搏、房间隔开窗和左心室引流等

（续表）

	处　理
空气栓塞	（1）立即将患者置于头低脚高位，降低血流速，钳夹动脉管路 （2）如果是氧合器前进气，从氧合器排气 （3）如果是大量进气，或者氧合器后进气，可能需要更换管路 （4）预防 1）ECMO治疗期间，如果需要CVC置管时，必须将患者置于头低脚高位，降低血流速度 2）离心泵和氧合器必须放置在低于患者的位置（即使在转运过程中）。如果管路在患者以上水平，并且没有血流时，容易引起空气栓塞 3）确保管路中的所有通路处于封闭状态
出血	（1）常见原因　抗凝、血小板减少、凝血因子稀释 （2）检查凝血状态　凝血四项、去肝素的血栓弹力图（TEG） （3）最常见的出血部位　穿刺点 （4）最严重和可导致严重后果的并发症　颅内出血，发生率10%~15%，尤其在患者使用抗血小板药物后 （5）处理最危及生命的出血　停止肝素抗凝，积极给予血小板、血浆、冷沉淀、氨甲环酸等
血小板减少	（1）常见原因　血小板黏附并聚集在ECMO管路表面 （2）肝素诱导的血小板减少（HIT）　非常少见。如果诊断明确，用非肝素抗凝剂代替肝素

（续表）

	处　理
溶血	（1）原因　血液引流不通畅、管路中有血凝块等 （2）可能的干预　增加血管内血容量、降低血流速、放置第2条引流管道、更换管路、调整抗凝方案等 （3）如果游离血红蛋白＞700mg/L，更换环路

八、撤机

（1）增加呼吸机支持条件　$FiO_2 \leqslant 40\%$、$PEEP \leqslant 10cmH_2O$。

（2）逐渐降低气体流量至0 L/min，钳夹供氧管路。

（3）降低血流速至1L/min。观察患者有无呼吸窘迫症状，使用超声评估心脏功能。

（4）调整参数1h后检查动脉血气分析及膜前氧饱和度，指标满意，维持气流速及血流速，安排拔除ECMO静脉管路及外科修补穿刺动脉。

（5）拔除管路前1h，停止肝素泵入。

1）开始输血。

2）安排3组医护人员　①ECMO组（确保有3位医护人员）：降低泵速至1 000r/min；钳夹引血管路和回血管路；拔除引血管路和回血管路，压迫穿刺点至少30min，之后仍需观察穿刺点出血情况。②患者组：监护患者生命体征；必要时，处理及稳定患者。③动脉修复组：外科医生。

（6）拔除管路48h内筛查双下肢是否存在深静脉血栓（DVT）。

（7）如果患者肺功能欠佳，跳过第2步，保持先前设置的气流速，降低血流速至1L/min，进行心脏彩超检查，如果心功能稳定，可改为VV-ECMO。

（唐泽君　杜　倩）

参考文献

[1] FERGUSON ND. The Berlin definition of ARDS: an expanded rationale, justification, and supplementary material[J]. Intensive Care Med, 2012, 38(10):1573-15823

[2] ELSO .ECMO guidelines[J/OL]. ELSO, 2017.

[3] ANAND S. Role of extra-corporeal membrane oxygenation in adult respiratory failure: an overview[J]. Hospital Practice, 2016, 44(2):76-85.

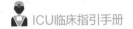

附件1 管路组成（图2-35）

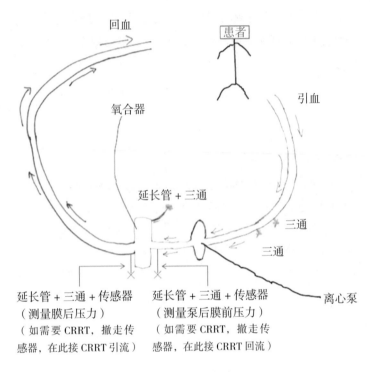

图2-35 管路组成

附件2 置管方案（图2-36）

置管时，分工明确：

（1）指挥（医生）。

（2）患者组 稳定生命体征（医生1位、护士1位）。

（3）ECMO组 置管（医生2位、护士2位），预冲管路（护士1位），超声（医生1位），助理（护士1位）。

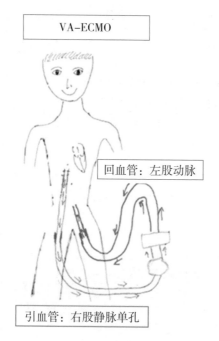

图2-36 置管方案

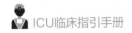

附件3　HKU-SZH ICU ECMO 治疗核查单（表2-21）

表2-21　HKU-SZH ICU ECMO 治疗核查单

ECMO模式	□VV	□VA	□+CRRT
	□高流量（VV-V）	□V-VA	□VV-A
ECMO 天数	第＿＿＿天	氧合器使用	第＿＿＿天
血管置管型号	引血管	（　　）	（　　）
	回血管	（　　）	（　　）
ECMO仪器	□Rotaflow		□Cardiohelp

核　查　单

ECMO仪器

　标识牌：禁用酒精擦拭管路！

　ECMO仪器必须连接有效的交流电源（LED显示灯开启）

　ECMO气体流量表连接供氧及供气，绿色的氧气管连接氧合器

　水箱与氧合器相连

　氧合器膜前排气口用无菌黄色帽关闭

　检查水箱水量（＞1/2总量）

　报警设定：流量下限设置为1.5L/min (或目标流量-0.5L/min)

　报警设定：转速下限设置为2 000r/min

　标记流量传感器，检查流量传感器下限设置与预设设定相符

　（不适用于：Rotaflow）

　确认流量传感器连接方向与血流方向一致（不适用于：Rotaflow）

插管

　引血管标记，妥善固定（外露＿＿＿＿ 内置＿＿＿＿）

　回血管标记，妥善固定（外露＿＿＿＿ 内置＿＿＿＿）

　（　　）管标记，妥善固定（外露＿＿＿＿ 内置＿＿＿＿）

　回流管妥善固定（VA ECMO）

ECMO管路检查

　从引血管开始检查ECMO管路至返回回血管，管路暴露清晰，

　与床单固定良好，所有三通关闭状态

日期　　　　　　年　　　　　月　　　　　　　日
姓名　　　　　　　　患者号
床号
年龄
身高　　　　　　　体重
□Medos　　　　　□其他

09:00	组长审核	21:00	组长审核

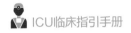
（续表）

核 查 单
氧合器位置应低于患者
血泵出口向上
确定系统没有异常声响（异常声响报告，管道撞击）
确定没有气泡/空气栓塞
确定氧合器内无血栓（如发现血栓，拍照并报告）
确定引血管与回血管之间管路内没有血栓
确定氧合器及管路内没有破损/泄漏
引血管与回血管内血液颜色有明显差异
确定回流管内没有血清分离现象（VA ECMO）
确定CRRT管路与ECMO妥善连接并固定
使用10L/min的气体冲洗氧合器10s (A班)
放空药杯内的多余水分

后备能量装置

手摇把

流量传感器超声膏

4把无齿管钳

可用的后备氧合器（与主管确认）

床旁紧急备用ECMO套装

观察并发症

监测患者是否出现溶血

血尿/高胆红素血症/血红蛋白尿/黄疸

监测神志，双侧上下肢的氧饱和度，外周循环，$EtCO_2$（VA ECMO）

签字

注：1. 交接班时对照核查单检查，在适用的项目打"√"，不适用的项目打"×"。每班护理组长核查。

2. 转运患者前后必须填写核查单。

3. 表格仅适用于以下3种机型：Rotaflow、Cardiohelp、Medos，如为其他机型，请填写 N/A。

09:00	组长审核	21:00	组长审核

附件4 HKU-SZH ICU ECMO 治疗记录表（表2-22）

表2-22 HKU-SZH ICU ECMO 治疗记录表

姓名：   住院号：

时间	转速/ r·min⁻¹	血流量/ L·min⁻¹	泵后膜前 压力/mmHg	膜后压力/ mmHg	氧流量/ L·min⁻¹
08:00					
09:00					
10:00					
11:00					
12:00					
13:00					
14:00					
15:00					
16:00					
17:00					
18:00					
19:00					
20:00					
21:00					
22:00					
23:00					
24:00					
01:00					
02:00					
03:00					
04:00					
05:00					
06:00					
07:00					

注：＊肝素 100U/mL。

日期： 年 月 日

浓度/%	水温/℃	*肝素/mL·h⁻¹	双下肢动脉左/右	APTT/s	插管位置出血	送出化验

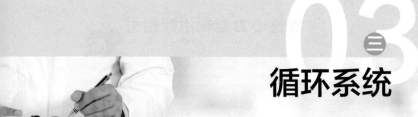

03

三

循环系统

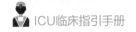

急性心力衰竭治疗指引

急性心力衰竭（acute heart failure，AHF）指由于某些突发性因素导致心脏泵功能超负荷或代偿失调，心排出量明显、急剧下降引起机体组织器官发生以急性淤血和灌注不足为主要临床表现的综合征。急性心力衰竭常常用来描述急性心源性肺水肿，但也适用于心源性休克的描述，因此，为精确对急性心力衰竭进行临床表述，可分别采用急性肺水肿或心源性休克的诊断名词。对于此类患者处理不及时或处理不当，常常会加重病情恶化，甚至死亡。

一、病因与诱因

询问确切的心脏病史有利于临床诊断；对确切心脏病史患者应注意询问是否存在可引发心脏病变的潜在疾病，如高血压病、甲状腺功能亢进症、贫血等。

1. 常见病因

（1）心脏本身病变

1）冠心病。

2）高血压心脏病。

3）心脏瓣膜病。

（2）非心脏性疾病

1）急进型高血压病。

2）慢性严重性贫血。

3）甲状腺功能亢进症。

2. 诱发因素

（1）感染。

（2）前负荷过量　输血、输液速度过快或过量、室间隔穿孔、急性乳头肌功能不全。

（3）心脏功能障碍　急性冠脉血管供血不足、严重心律失常、心肌炎、严重的电解质紊乱与酸碱平衡失调、激烈的体力活动、应激性心肌病、脑血管意外、急性大失血或严重贫血、妊娠或分娩。

（4）后负荷过量　肺动脉栓塞、急性心包填塞。

二、临床表现

急性肺水肿的临床表现如下：

（1）突发严重呼吸困难、端坐呼吸、喘息不止、烦躁不安、呼吸频率可达30～50次/分、频繁咳嗽并咯大量粉红色泡沫样痰。

（2）听诊　心率增快、心尖部常可闻及奔马律、两肺满布湿啰音和哮鸣音。

（3）胸部X线片　肺纹理增多、增粗或模糊，肺门有呈放射状分布的大片云雾状影或粗大结节影、粟粒状结节影。

三、诊断及评估

1. 诊断

（1）病史采集、查体。

（2）胸部X线片。

（3）心电图。

（4）超声心动图。

（5）B型尿钠肽（BNP）　正常的BNP可作为排除诊断，升高的BNP可见于心源性和非心源性疾病。不可单纯认为BNP升高即存在AHF，需结合临床表现及其他检查进行判断。

（6）肌钙蛋白I、肾功能、血糖、血常规计数、肝功能、甲状腺功能等。

2. 评估

（1）监护仪持续测量心率、心律、呼吸频率、血压、血氧饱和度，动态监测体温、动脉血气分析、心电图等。

（2）漂浮导管并不常规使用，除非血流动力学不稳定而病因未明的患者可考虑使用。

（3）临床评估患者的器官灌注情况及有无充血，可将患者分为如下类型（表3-1）：

表3-1　患者器官灌注类型

	无充血	有充血
无低灌注	暖-干	暖-湿
有低灌注	冷-干	冷-湿

注：低灌注定义：肢体湿冷、少尿、神志障碍、头晕、脉差变小。

充血定义：肺水肿、端坐呼吸、夜间呼吸困难、外周水肿、颈静脉充盈、肝淤血、胃肠淤血、腹水、肝颈静脉回流征阳性。

四、治疗

1. 治疗目标

（1）稳定血流动力学。

（2）维持重要脏器功能。

（3）避免AHF复发。

（4）改善远期预后。

2. 初始治疗（图3-1）

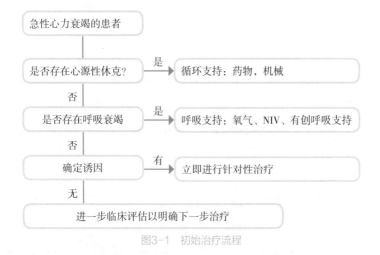

图3-1 初始治疗流程

3. 跟进治疗（附件1）

（1）利尿剂

• 有液体过负荷症状

• 推荐剂量：呋塞米20 ~ 40mg，静脉注射，单次推注或持续泵注均可，根据患者临床表现调整使用剂量

157

- 监测尿量、肾功能及电解质等

- 利尿剂抵抗患者，考虑联合使用袢利尿剂、噻嗪类利尿剂或螺内酯

（2）血管扩张剂（附件2）

- 收缩压＞90mmHg

- 首选硝酸甘油，尤其合并冠心病患者

- 硝普钠在心肌缺血患者中为禁忌，不建议在肝功能、肾功能不全患者中使用，可作为短时间治疗高血压危象的药物，输注速度≤5μg/（kg·min），需警惕氰化物中毒危象

- 密切监测患者临床表现及血压

（3）强心剂

- 收缩压≤90mmHg和/或有低灌注症状

- 首选多巴酚丁胺

- 磷酸二酯酶抑制剂米力农可用于β受体阻滞剂导致低血压的AHF

（4）升压药

- 心源性休克患者

- 首选去甲肾上腺素

（5）其他药物

- 心房纤颤：首先考虑使用地高辛，也可考虑使用胺碘酮

- 吗啡：不推荐常规使用，在严重呼吸困难、肺水肿的AHF患者可谨慎使用，需注意呕吐、低血压等并发症。

（6）CRRT

- CRRT与利尿剂相比没有额外获益，并不推荐在AHF常

规使用

• 液体容量过负荷的患者出现以下情况时可考虑使用：

1）少尿。

2）高钾血症（血钾＞6.5mmol/L）。

3）严重酸中毒（pH＜7.2）。

4）尿素氮＞25mmol/L或血肌酐＞300μmol/L。

（7）主动脉球囊反搏（IABP）

• 可有效改善心肌灌注，降低心肌耗氧量和增加心排出量

• 可临时应用于：

1）急性心肌梗死或严重心肌缺血并发心源性休克，且不能由药物纠正。

2）血液动力学功能障碍的严重冠心病（如急性心肌梗死后机械并发症）。

3）心肌缺血或急性重症心肌炎伴顽固性肺水肿。

4）作为左心室辅助装置或心脏移植前的过渡治疗。

• 对其他原因引起的心源性休克是否有益尚无证据，且与药物治疗对比，对急性左心衰的长期死亡率、出院率无改善

• 绝对禁忌证：主动脉瓣关闭不全，主动脉夹层动脉瘤

（8）必要时请心内科会诊。

（唐泽君　朱　杰）

参考文献

[1] CLYDE W. YANCY. 2013 ACCF/AHA Guideline for the Management of Heart Failure[J].Circulation, 2013, 128(16): 1810-1852.

[2] KATHARINA DWORZYNSKI. Diagnosing and managing acute heart failure in adults: summary of NICE guidance[J]. BMJ, 2014, 349: g5695.

[3] PONIKOWSKI P. 2016 ESC Guidelines for the diagnosis and treatment of acute and chronic heart failure[J].European Journal of Heart Failure, 2016, 69(12): 1167.

[4] PAUL L MARINO. Marino's the ICU Book[M]. 4th ed. Baltimore: Lippincott Williams & Wilkins, 2014.

附件1 跟进治疗流程图（图3-2）

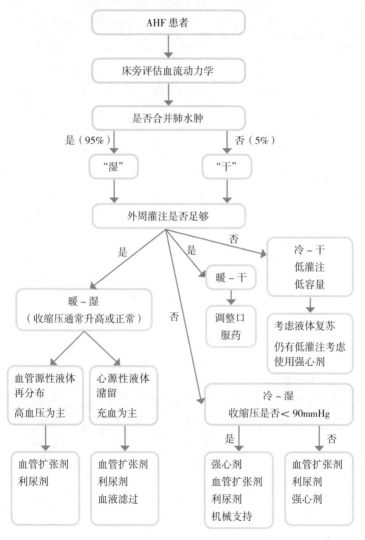

图3-2 跟进治疗流程

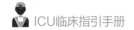

附件2　AHF患者血管活性药物（表3-2）

表3-2　AHF患者血管活性药物

药物	配法	泵速范围	适应证	注意事项
血管扩张剂				
硝酸甘油	0.9%NS44mL+硝酸甘油30mg	0.5~30mL/h（10~20μg/min，最大剂量200μg/min）	收缩压>90mmHg的AHF患者可考虑	低血压、头等副作用
硝普钠	5%GS50mL+硝普钠50mg	1~10mL/h［0.3μg/(kg·min)，最大剂量5μg/(kg·min)］	收缩压>90mmHg的AHF患者可考虑	心肌缺血患者禁忌，不建议肝能、肾功能不全者使用
强心剂				
多巴酚丁胺	0.9%NS30mL+多巴酚丁胺200mg	1~20mL/h［2~20μg/(kg·min)］	收缩压<90mmHg和/或有低灌注表现	心率增快，增加心律失常险，可考虑减慢度、监测心律等
米力农	5%GS20mL+米力农30mg	首剂：10~20min微泵2~7mL（25~75μg/kg）维持：2~4.5mL/h［0.375~0.75μg/(kg·min)］	β受体阻滞剂导致低血压的急性心力衰竭	低血压、心过速、心肌梗死慎用，肾功能不者宜减量
升压药				
去甲肾上腺素	0.9%NS45mL+去甲肾上腺素10mg	1~20mL/h［0.2~1.0μg/(kg·min)］	心源性休克	可引起重要官供血不足，少患者可出现心律常、肢端缺血坏

心源性休克治疗指引

心源性休克是由于心肌收缩功能下降，泵血功能障碍导致的休克。血流动力学特点为前负荷或充盈压增加，体循环阻力代偿性增加，每搏输出量减少，心排出量减少。

一、诊断

诊断标准：

（1）收缩压<90mmHg或平均动脉压（MAP）<65mmHg，持续30min以上，或需要血管加压药维持收缩压≥90mmHg。

（2）肺淤血或左心室灌注压升高。

（3）受损器官以下标志至少有一个：

1）精神状态改变。

2）皮肤湿冷。

3）少尿。

4）血清乳酸水平升高。

二、病因

（1）急性心肌梗死（AMI）继发心功能衰竭

1）5%～15%的AMI会并发心源性休克，死亡率达

40%~50%。高龄、缺血缺氧性脑损伤、低左室射血分数（LVEF）、低心脏指数（CI）、低收缩压、肾功能恶化及高乳酸水平等与高死亡率相关。

2）AMI后的机械并发症　室间隔穿孔、游离壁破裂或急性二尖瓣反流。

（2）瓣膜性心脏病。

（3）急性心肌炎。

（4）心律失常。

（5）中毒。

（6）Takotsubo心肌病（又称心尖球形综合征或应激性心肌病）。

（7）围产期心肌病。

三、处理流程（附件）

（一）复苏

1. 气道与呼吸

（1）吸氧，维持SpO_2＞94%。

（2）必要时，使用无创呼吸机或有创呼吸机辅助通气。

2. 循环

（1）维持MAP在65~70mmHg。

（2）液体复苏　无明显液体容量过负荷表现，予15~30mL/kg或200mL林格液或生理盐水。

（3）升压药

1）首选去甲肾上腺素。

2）多巴胺可明显增加心律失常。

3）肾上腺素可作为多巴酚丁胺和去甲肾上腺素联合治疗的替代治疗，但可增加心律失常、心动过速和高乳酸血症发生率。

（4）强心药

1）首选多巴酚丁胺。

2）米力农在非缺血导致的心源性休克患者中可考虑使用。

（5）主动脉球囊反搏（intra-aortic-ballon-pumping，IABP）

1）绝对禁忌证　主动脉瓣关闭不全、主动脉夹层动脉瘤患者。

2）适应证　①AMI或严重心肌缺血并发心源性休克，且不能用药物纠正。②伴随血液动力学障碍的严重冠心病：AMI伴机械并发症。③心肌缺血或急性重症心肌炎伴顽固性肺水肿。④作为左心室辅助装置（LVAD）或心脏移植前的过渡治疗。

IABP对于其他原因引起的心源性休克是否获益尚无证据。

（二）原发病治疗

请心内科会诊，评估病情。

1. **AMI**　急诊血管重建　无论疼痛时间持续多久，应安排急诊冠脉造影检查，必要时行血管重建。

2. **AMI后的机械并发症**　需手术修补。IABP可以帮助稳定血压，等待手术。

3. **急性心肌炎**　常规药物治疗失败后，考虑IABP、体外膜肺氧合（ECMO）。

（三）监测

（1）生命体征，包括有创动脉血压监测。

（2）心电图（ECG）。

（3）检验 肌钙蛋白、乳酸。

（4）心脏彩超。

（5）容量状态评估。

（6）其他监测手段 漂浮导管、PiCCO（脉搏轮廓动脉压力波形分析法）。

（四）其他器官支持

（1）肾脏 监测电解质及血气分析，必要时连续肾脏代替治疗（CRRT）。

（2）深静脉血栓（DVT）预防。

（3）在容量状态评估为充足后可谨慎使用利尿剂，需密切监测血压。

四、常用药物

见表3–3。

表3-3 心源性休克治疗常用药物

名称	配制方法	负荷量	剂量范围
升压药			
去甲肾上腺素	10mg+5% GS 45mL	0	$0.2 \sim 1.0 \mu g/$（kg·min）

（续表）

名称	配制方法	负荷量	剂量范围
肾上腺素	4mg+0.9% NS 46mL	心肺复苏时 可静推1mg， 3~5min后重复	$0.05 \sim 0.5 \mu g/$ （kg·min）
多巴胺	200mg+0.9% NS 30mL	0	$3 \sim 5\mu g/$（kg·min） （正性肌力） $>5\mu g/$（kg·min） （收缩血管）
强心药			
多巴酚 丁胺	200mg+0.9% NS 30mL	0	$2 \sim 20\mu g/$（kg·min）

五、休克纠正后处理

一旦心源性休克急性阶段得到控制，应适当给予治疗心力衰竭的口服药物，并严密监测。

停用血管活性药物后，应早期给予β受体阻滞剂、血管紧张素转换酶抑制剂（ACEI）、醛固酮拮抗剂治疗，这些药物通过降低心律失常风险和减少心力衰竭的再发生，从而提高患者生存率。

（唐泽君）

参考文献

[1] BRUNO LEVY, O LIVIER BASTIEN, KARIM BENDJELID, et al. Experts' recommendations for the management of adult patients with cardiogenic shock[J]. Annals of Intensive Care, 2015, 5(1): 17.

[2] NATIONAL CLINICAL GUIDELINE CENTRE. Acute heart failure: diagnosing and managing acute heart failure in adults[M]. London: National Institute for Health and Care Excellence, 2014.

[3] HOLGER THIELE1, E. MAGNUS OHMAN, STEFFEN DESCH, et al. Management of cardiogenic shock[J].European Heart Journal, 2015, 36(20): 1223–1230.

[4] PONIKOWSKI P. The Task Force for the diagnosis and treatment of acute and chronic heart failure of the European Society of Cardiology (ESC).2016 ESC Guidelines for the diagnosis and treatment of acute and chronic heart failure.European Journal of Heart Failure (2016)[J]. Eur J Heart Fail, 2016 ,18(8):891-975.

附件　心源性休克处理流程图（图3-3）

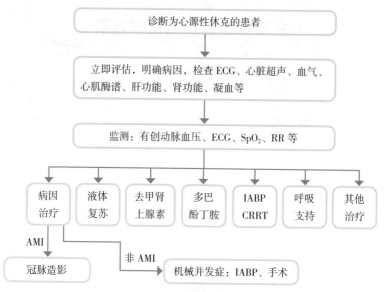

图3-3　心源性休克处理流程

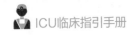

主动脉球囊反搏使用指引

　　主动脉球囊反搏（IABP）是一种短期的可移动的循环支持机器，其主要构成是与患者心跳周期同步进行充气和放气的球囊（反搏）。在心脏舒张时进行充气以增加冠脉灌注和提高心肌灌注，在心脏收缩时球囊放气以使左室后负荷降低，降低心肌耗氧量。

一、适应证与禁忌证

　　1. **适应证**　根据美国和欧洲指南，IABP可考虑应用于ST段抬高型急性心肌梗死（STEMI）/非ST段抬高型急性心肌梗死（NSTEMI）伴心源性休克的患者(IB级和IC级推荐)。IABP尤其适用于合并机械并发症患者，如乳头肌断裂导致急性二尖瓣关闭不全等，是用于术前稳定循环的重要手段。

　　2. **禁忌证**　重度主动脉瓣反流、主动脉夹层/动脉瘤、有抗凝禁忌或者因外周血管病变导致IABP球囊放置困难的情况等。

二、置入前准备

　　取得患者及家属的知情同意，做好解释工作。

（1）心导管室准备。

（2）继续稳定患者生命体征。

（3）转运途中所需设备　监护仪、除颤仪等。

（4）申请血制品。

三、置入后护理

（1）安排更大的床旁空间。

（2）遵循操作流程（附件1）。

（3）初期动脉压力波形改变（附件2）。

（4）波形分析（附件3）。

（5）严密监测并及时记录。

（6）床旁胸片检查，确定球囊位置。

四、影响血流动力的因素

（1）球囊大小（附件4）。

（2）充气、放气时间。

（3）球囊在主动脉内的位置。

（4）触发模式（附件5）。

五、并发症

（1）置管部位出血。

（2）血管损伤。

（3）肢体损伤。

（4）截肢。

（5）肠管、肾脏、脊髓梗死。

（6）感染。

（7）脑出血/梗死。

（8）静脉血栓。

（9）球囊破裂（气体栓塞）。

（10）溶血。

六、转运过程

（1）必须有ICU医生、护士参与。

（2）必须有与IABP支持治疗相配套的急救设备和紧急心肺复苏设备。

（3）随时准备在机器出现故障时转换为手动模式（60mL Leur-slip注射器，回抽IABP导管，看是否有血液，若无血液，将同样体积的气体打回再马上抽出，每5~10min重复4~5次），并随时准备心肺复苏、电除颤和急救药物。

七、撤机

当患者符合以下条件时考虑撤机：

（1）血流动力学稳定>24h。

（2）HR<100次/分。

（3）无心绞痛。

（4）无恶性心律失常。

（5）小剂量血管活性药物或无血管活性药物下平均动脉压（MAP）>65mmHg。

（6）心脏指数＞2L/（min·m^2）。

（7）混合静脉血氧饱和度（SVO$_2$）＞65%。

（8）血乳酸水平呈下降趋势。

（唐泽君）

参考文献

[1] LYNN-MCHALE WIEGAND D J. AACN Procedure Manual for Critical Care[M]. 6th ed. Philadelphia: Saunders, 2011.

[2] WEBB CA. Management of intra-aortic balloon pumps[J]. Seminars in Cardiothoracic and Vascular Anesthesia, 2015, 19(2): 106-121.

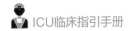

附件1　IABP操作流程（图3-4）

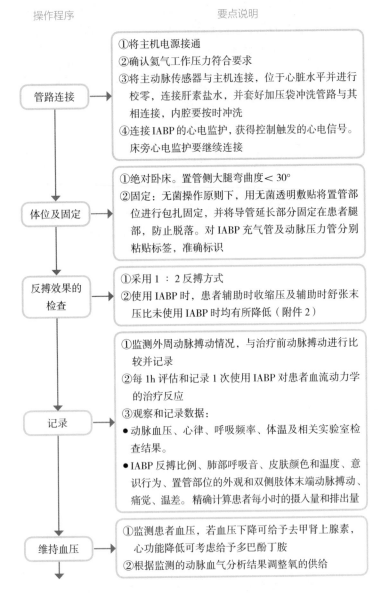

操作程序　　　　　　　　　　　要点说明

管路连接
①将主机电源接通
②确认氦气工作压力符合要求
③将主动脉传感器与主机连接，位于心脏水平并进行校零，连接肝素盐水，并套好加压袋冲洗管路与其相连接，内腔要按时冲洗
④连接IABP的心电监护，获得控制触发的心电信号。床旁心电监护要继续连接

体位及固定
①绝对卧床。置管侧大腿弯曲度＜30°
②固定：无菌操作原则下，用无菌透明敷贴将置管部位进行包扎固定，并将导管延长部分固定在患者腿部，防止脱落。对IABP充气管及动脉压力管分别粘贴标签，准确标识

反搏效果的检查
①采用1∶2反搏方式
②使用IABP时，患者辅助时收缩压及辅助时舒张末压比未使用IABP时均有所降低（附件2）

记录
①监测外周动脉搏动情况，与治疗前动脉搏动进行比较并记录
②每1h评估和记录1次使用IABP对患者血流动力学的治疗反应
③观察和记录数据：
●动脉血压、心律、呼吸频率、体温及相关实验室检查结果。
●IABP反搏比例、肺部呼吸音、皮肤颜色和温度、意识行为、置管部位的外观和双侧肢体末端动脉搏动、痛觉、温差。精确计算患者每小时的摄入量和排出量

维持血压
①监测患者血压，若血压下降可给予去甲肾上腺素，心功能降低可考虑给予多巴酚丁胺
②根据监测的动脉血气分析结果调整氧的供给

（续图）

操作程序 要点说明

预防出血 →
①应用 IABP 需体内肝素化
②每 6h 校正 1 次肝素使用剂量，使活化部分凝血激酶时间（APTT）被控制在正常时间的 1.5 ~ 2 倍
③血小板计数同样需要密切监测。患者每日应监测血红蛋白、血细胞比容、血小板变化

并发症的预防 →
①若机器报警，气泵见血，考虑球囊破裂，应立即停止治疗，尽快拔除导管
②每 1h 触摸 1 次双侧足背动脉，防止下肢缺血
③监测肾功能

预防感染 →
①常规手部卫生控制是基本原则
②观察穿刺部位有无渗血、渗液、红肿等，必要时更换敷料
③密切关注患者体温、白细胞计数变化
④当局部出现红、肿、热、痛和有分泌物时应考虑感染可能

撤机 →
①医生评估后，逐渐减少反搏辅助比例，从 1 ：1 到 1 ：2，到 1 ：4
②减少比例后观察一段时间，如在 1 ：4 比例下患者血流动力学稳定，是撤离 IABP 的指征

拔管 →
①一般由心内科医生拔除患者体内的 IABP 管路较为安全。拔管前将球囊反搏比例维持在 1 ：4，防止尖端血凝块形成
②拔管前 4h 停用肝素，降低拔管后出血风险
③拔管后，持续按压 30min，确认无活动性出血后，用 2 ~ 3kg 沙袋压迫穿刺部位 8h
④每 1h 观察 1 次穿刺部位有无出血。如存在活动性出血，立即压迫止血
⑤12h 内患者床头抬高角度仍保持 < 30°，置管侧腿减少活动
⑥48h 内仍需监测患者出血、凝血、双下肢动脉搏动、感染等情况

图3-4 IABP操作流程

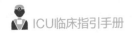
附件2　初期动脉压力波形改变（图3-5）

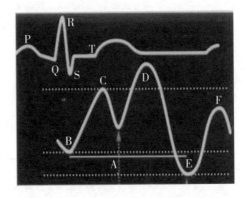

图3-5　初期动脉压力波形改变

A．一个完整的心动周期　B．无辅助的动脉舒张末压　C．无辅助的收缩峰压　D．舒张期球囊的增压　E．辅助时的舒张末压　F．辅助时的收缩压

附件3　波形分析

以下图片波形符号简写说明：DIA，无辅助时的动脉舒张末压；SYS，无辅助时的收缩峰压；AUG，舒张期球囊的增压；ASYS，辅助时的收缩峰压（球囊放气后收缩）；DN，切迹；ADIA：辅助时的舒张末压。

1. 正确调节充气、放气时间（图3-6）。

2. 错误调节充气、放气时间

（1）充气过早　实际的DN（主动脉关闭前）过早充气（图3-7）。导致：①主动脉瓣关闭时间提前。②降低每搏

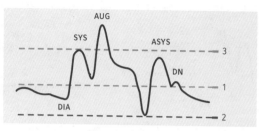

图3-6　正确波形

注：将反搏辅助比例调至1:2，监测IABP充气、放气时机，才可清楚分析动脉压力波形

输出量（SV）/心排出量（CO）。③使左室舒张末容积增加。④增加左室壁张力。

（2）充气延迟　DN在SYS/AUG之间出现（图3-8）。导致：①AUG并非最佳。②冠脉的灌注压和血流降低。

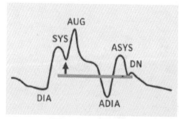

图3-7　充气过早

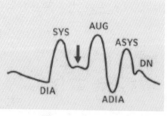

图3-8　充气延迟

（3）放气过早　ASYS=SYS，ADIA处可见U性波（图3-9）。导致：不能降低左室后负荷压力。

（4）放气延迟　ADIA>DIA，与放气规则2不符合（图3-10）。导致：①左室做功增加。②心肌耗氧量增加。

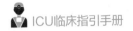
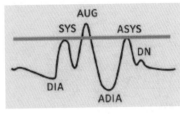

图3-9 放气过早

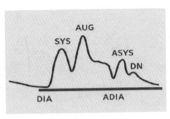

图3-10 放气延迟

附件4 球囊大小（表3-4）

表3-4 球 囊 大 小

患者身高（cm）	球囊大小（mL）
<152	25～30
152～163	34～0
163～183	40～50
>183	50

附件5 触发模式（表3-5）

表3-5 触 发 模 式

临床情况	ECG质量差或心律失常	无心脏输出	心房纤颤	起搏心律
优选的触发模式		动脉压力（如果能与胸外按压同步）或机器本身输出（如果不能与胸外按压同步）	A-FIB	V-Paced或A-Paced（仅在100%为起搏心律时选择）
不使用触发模式时	ECG			

临时心脏起搏器使用指引

　　人工临时心脏起搏是指用特定的脉冲电流刺激心脏，使心肌除极，引起心脏收缩和维持泵血功能。紧急临时心脏起搏常采用经静脉心内膜起搏或无创性体外心脏起搏。此外，还有经食管心脏起搏、经胸腔心肌起搏和心外膜起搏等。本指引主要介绍经静脉心内膜临时起博器系统的使用。

　　经静脉心内膜临时起博器系统属短时应用，通常使用双极起搏导管电极，起搏器放置在体外，起搏电极放置时间一般不超过4周。经静脉心内膜起搏是目前最常用的人工心脏起搏方式，可以在无X线条件下或在导管室在X线机导引下，经颈内静脉或股静脉植入起搏电极，迅速有效地起搏。通常起搏模式为VVI，即起搏心室（V）、感知心室（V），并在感知心室后，它的反应是抑制（I）或阻止输出冲动。

一、适应证

　　（1）症状性心动过缓

　　1）高度房室传导阻滞（Ⅰ度2型或Ⅲ度房室传导阻滞）。

　　2）窦性停搏。

　　3）窦性心动过缓（对药物治疗无效）。

（2）心动过缓导致的室速（尖端扭转型室速）。

（3）心动过缓导致的心脏高度房室传导阻滞高风险患者，例如：急性心肌梗死、心内膜炎、心脏手术等可能损伤传导系统。

（4）终止心动过速

1）室性心动过速。

2）房室结或房室折返型心动过速。

二、禁忌证

（1）无症状的心动过缓。

（2）严重低体温。

三、置入前准备

（1）取得患者及家属的知情同意，做好解释工作。

（2）通知导管室，ICU准备转运相关物品（详见《转运指引》）。

（3）患者准备　建立静脉通道，抽血送检查血常规、凝血等，必要时申请血浆、血小板。

（4）物品准备　临时起搏器、鞘管、电极、急救转运箱、除颤仪、中心静脉穿刺包（必要时）。

（5）密切观察生命体征。

四、植入后护理

（1）心电监护，当患者心率小于起搏心率，观察：

1）心电监护仪上有无起搏心律。

2）起搏心律是否正常。

（2）防止电极脱位　翻身及搬运患者时勿牵拉电极。

（3）穿刺口护理　观察穿刺口有无渗血、渗液，保持敷料清洁、干燥。

（4）起搏器工作情况　观察起搏器感知指示灯（SENSE）是否闪动，观察电量指示灯（LOW BATT）是否闪动，做好临时起搏器备用电池准备等。

（5）预防并发症

1）监测心率、脉搏、血压、体温及心电图。

2）观察穿刺口有无出血。

3）观察穿刺口有无感染表现。

4）床旁胸片检查　了解起搏电极位置、排查气胸等。

5）床旁超声检查（必要时）　评估心脏功能、排查心脏穿孔等。

五、起搏器参数

（一）初始参数设置

见表3-6。

表3-6　起搏器初始参数设置

	开机值	紧急值
起搏频率	≥70次/分	100次/分
输出电流	5mA	10mA
感知灵敏度	2mV	2mV

（二）测试参数

1. **起搏阈值**

（1）起搏阈值的影响因素　导线类型（被动或主动固定）、导线位置（组织/电极界面）、导线稳定性、导线技术（电极头表面)、电极周围纤维化及药物（激素等）。

（2）测定起搏阈值的目的　将起搏输出电流和脉宽设置在既能获得持续夺获又能适应阈值改变的范围。实际操作中将输出电流设置为阈值的2～3倍，以保证有效起搏。

（3）起搏阈值测试步骤

1）将起搏频率调节至高于自身心率10次/分。

2）降低输出电流，每次降低1mA，观察起搏效果，直至心电图显示不夺获。

3）增加输出电流，至心电图显示持续夺获。所得值即为起搏阈值。

4）将输出电流设置为起搏阈值的2～3倍。

5）将起搏频率恢复至需要的速度。

2. **感知阈值**

（1）感知阈值指抑制或触发起搏器所需的最低心电信号幅度。

（2）安全界限　阈值的1/2或1/3，以保证由于电极周围纤维化及患者个体差异时，起搏器仍能感知。

（3）测试感知阈值步骤

1）将起搏频率调节至低于自身心率10次/分。

2）降低感知灵敏度，每次增加1mV，观察起搏效果，直至起搏指示灯连续闪烁，所得值即为感知阈值。

3）将感知灵敏度值设置为所得阈值的一半。

4）将起搏频率恢复至需要的速度。

六、并发症

1. **心律失常**　安置过程中电极触及心房壁或心室壁时，可因机械性刺激引起房性期前收缩、短阵房性心动过速、室性期前收缩和室性心动过速。一般将导管电极及时撤离即可消失。如果导管电极撤离后仍频繁出现心律失常，应将导管电极游离在心腔中，停止操作，待心律失常完全消失后再继续安置；若仍频繁发作，可静脉给予抗心律失常药物，待心律失常控制后再继续安置。

2. **电极移位**　电极移位是术后常见并发症，可导致间歇起搏或起搏完全失效。可在X线透视下检查。若移位不显著，可试行增大起搏电压，或在无菌条件下将导管送入数厘米，必要时在X线透视下重新定位安置。

3. **膈肌刺激**　主要由导管电极插入位置过深、电极靠近膈神经所致。患者出现腹部跳动感或顽固性呃逆表现，此时可将电极缓缓退出少许，症状消失即可。

4. **心脏穿孔**　起搏导管安置过深穿破心肌至心包腔所致。患者出现左下胸痛、呃逆及起搏失效等表现，此时如确认穿孔时间短，可准备好心包穿刺包及抢救药物，在X线透视下小心撤回电极，并密切观察有无心包填塞。如穿孔时间长，心肌在导管穿透处有机化现象，则导管撤离后，穿透处不易闭合，易造成心包填塞，需开胸行心肌修补术。

5. **其他** 股动静脉瘘、误伤动脉、出血、血肿形成、穿刺口感染及气胸（锁骨下静脉穿刺时）等。熟悉解剖关系，操作仔细，可减少相关并发症发生。

（唐泽君）

参考文献

[1] JOSEPH E. PARRILLO, R.PHILLIP DELLINGER. Critical Care Medicine: Principles of Diagnosis and Management in the Adult [M]. 4th ed. Philadelphia: Elsevier, 2013.

[2] Tom Kenny. 起博心电图基础教程[M]. 廖铭扬，张钲，郭继鸿，主译. 天津：天津科技翻译出版社,2013.

[3] SULLIVAN BL. Insertion and Management of Temporary Pacemakers[J]. Seminars in Cardiothoracic Vascular Anesthesia, 2016, 20(1): 52-62.

心包穿刺指引

心包穿刺术（pericardiocentesis）是经皮肤将穿刺针穿入心包腔，用于抽取心包腔内积液、积血，从而诊断和治疗心包疾病的临床操作技术。心包积液产生的原因包括：肿瘤、结核、心肌梗死后、医源性、结缔组织病、尿毒症，以及其他如主动脉夹层、创伤、特发性等。

一、指征

1. 适应证

（1）诊断性穿刺 用于确定心包积液的性质及病原，从而明确病因诊断与病理诊断。

（2）治疗性穿刺 心包积液快速增多，导致急性心包填塞，影响血流动力学，穿刺减压，缓解临床症状。心包穿刺的紧急程度根据心包积液发展的量及速度决定，若发生心包填塞，威胁生命，须紧急心包穿刺。

2. 禁忌证

（1）无绝对禁忌证。

（2）相对禁忌证 凝血功能障碍、心包积液凝固、后位心包积液。

二、准备

（1）患者准备

1）签署知情同意书，解释穿刺的必要性和风险。

2）必要时使用去甲肾上腺素、多巴酚丁胺等，避免使用 β 受体阻滞剂类药物。

（2）物品准备　口罩、帽子、无菌手术衣、无菌手套、无菌巾、消毒包、穿刺引流管（6#）、注射器（10mL）、利多卡因、0.9%氯化钠（100mL）、三通接头、引流袋、超声机。

（3）安全准备　心电监护仪、氧气、建立静脉通路、备除颤仪。

（4）心脏超声定位。

（5）引流后同时需要外科进一步干预　主动脉夹层、心室游离壁破裂、创伤等。

三、穿刺过程

（1）手部消毒，穿戴好无菌手术衣及无菌手套。消毒、铺巾等需注意无菌原则。

（2）将超声探头套好无菌隔离膜，以路径最短、心包积液量最多处定位穿刺点。一般采用以下3种途径：

1）剑突下（标准位置）　剑突下偏左1~2cm，肋骨下缘1~2cm。

穿刺针先以45°~60°向前穿刺，过胸骨后调整角度以15°~30°向前穿刺，针尖朝向左肩方向，一边进针一边负压抽吸。

2）心尖途径 仰卧位，稍向左倾。

通常位于第4～6肋间，胸骨中线与腋前线之间1/3～2/3处，经肋骨上缘进针，针尖方向根据超声定位调整。

3）胸骨旁途径（临床较少选择） 穿刺点位于胸骨左侧或右侧1～2cm，垂直进针。并发症包括：气胸、误穿乳内动脉等。

（3）利多卡因局部麻醉。

（4）穿刺 超声引导，缓慢负压进针，进针1～3cm（一般不超过5cm），以回抽见积液为准，并立即停止进针。观察积液性状，若为血性，判断是否为不凝血（排除穿刺针误入心腔）。穿刺成功，置入导丝，拔出穿刺针，扩皮器扩张皮肤，留置导管，拔出导丝（整个穿刺过程，严密观察患者心电监护变化）。

（5）注射器回抽，判断导管是否通畅，必要时调整导管深度及位置。固定导管。

（6）心包积液送检 常规、生化、脱落细胞、培养、结核涂片、结核DNA等。若患者穿刺前存在心包填塞，可抽出部分心包积液，观察患者临床症状有无改善。

（7）连接三通接头及引流袋，穿刺口再次消毒，固定引流管。

四、穿刺后观察

（1）患者临床症状有无改善 呼吸频率、血压、心率、血氧饱和度等。

（2）超声再次评估　心包积液量、心包填塞是否解除等。

（3）胸片检查，排除气胸等。

（4）并发症

1）心室穿孔　以下情况需怀疑：①血性心包积液，尤其脉搏样喷出、抽出液凝固。②穿刺后频发室性早博。

2）冠脉损伤。

3）血胸　损伤乳内动脉或肋间动脉。

4）气胸　剑突下途径发生率低，心尖或胸骨旁途径较多见，穿刺后须复查胸片。

5）左室功能不全、室性心动过速、迷走神经反射、感染、腹腔器官误穿等。

（5）观察引流液的性状及量

1）持续引流，直至引流液<25mL/d。

2）避免引流管凝固，每4～6h用生理盐水冲洗。

3）若穿刺后立即出现心包积液增多，要怀疑有无心室穿孔或冠脉损伤，必要时请外科干预。

（唐泽君）

参考文献

[1] M.TUBARO. The ESC Textbook of Intensive and Acute Cardiovascular Care. 2nd ed. Oxford: Oxford University Press, 2015: 774 .

[2] SOLE M L. Introduction to Critical Care Nursing[M]. 6th ed. Missouri: Elsevier, 2013.

[3] FITCH MT. Videos in clinical medicine. Emergency pericardiocentesis[J]. N Engl J Med, 2012, 366(12): 17.

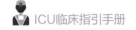

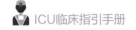

心肺复苏指引

心肺复苏（cardio-pulmonary resuscitation，CPR）是指向心跳呼吸骤停的患者采取胸外心脏按压及人工呼吸的紧急抢救措施。及时快速并系统地开展心肺复苏能最大限度提高心脏骤停患者的生存率。香港大学深圳医院ICU科心肺复苏指引遵循美国心脏病协会最新心肺复苏指南（2018版）制定而成。

一、分工职责

任何医生或护士一旦确认患者心跳、呼吸骤停，应立即实施CPR，直到其他医护人员到达抢救现场参与抢救。实施CPR治疗过程中，团队成员应进行有效沟通，提出建设性意见，这个进行生命支持尤为重要。

1. CPR团队组长

（1）人选　首选在场上级医生，次选主管医生。

（2）要求　指令清晰、明确、快速。

（3）内容　确保复苏流程顺畅、高效。

2. 气道管理、胸外按压

（1）人选　2位医护工作者。

（2）要求　提高按压质量及效率。

（3）内容　按压与通气比率为30∶2。每2min更换按压人员。已建立人工气道患者，每6s进行球囊通气1次。减少按压中断及干扰。

3. 记录

（1）人选　1位护士。

（2）要求　提示组员重要时间。

（3）内容　记录复苏开始与结束时间；每2min更换按压人员，如出现疲劳，可提早更换按压；每3min推注肾上腺素（1mg）。

二、病因

见表3-7。

表3-7　常见可逆病因

低血容量（hypovolemia）	张力性气胸（tension pneumothorax）
低氧（hypoxia）	心包填塞（tamponade cardiac）
酸中毒（hydrogenions）	中毒（toxicology）
低/高钾血症（hypo/hyper-kalemia）	肺栓塞（thrombosis pulmonary）
低体温（hypothermia）	冠脉闭塞（thrombosis coronary）

注：通常简称5H&5T。

三、心肺复苏流程（见附件）

1. CPR 质量

（1）按压速率100～120次/分；幅度至少5cm，不超过6cm；每次按压后确保胸廓充分回弹；胸外按压在整个CPR过程中目标比例至少为60%。

（2）通气时使用球囊，确保气道打开且患者胸廓随着通气起伏。

注意：勿使用呼吸机通气。

（3）避免过度通气。

（4）无高级气道设施，如果动脉舒张期压力<20mmHg，应尝试改善CPR质量。

（5）CO_2定量波形监测，如果$PetCO_2$<10mmHg，应尝试改善CPR质量。

2. 除颤能量

（1）双相波除颤仪能量选择120J、150J、200J三档，建议从120J开始，可逐步递增。

（2）如果不确定档位，可使用最大能量。

（3）第2次及随后的能量选择可相同，也可考虑较高的能量。

3. 药物

（1）肾上腺素　静脉注射1mg，每3min重复1次；如无法建立静脉通道，可气道内注射2mg，每3min重复1次。

（2）胺碘酮　室颤（VF）或无脉性室速（pulseless

VT），首剂300mg，第2剂150mg，静脉注射。

（3）利多卡因　室颤（VF）或无脉性室速（pulseless VT），首剂1～1.5mg/kg，第2剂0.5～0.75mg/kg，静脉注射。

4. 高级气道

（1）声门上高级气道（喉罩等）或气管内插管。

（2）CO_2定量波形监测以确定气管导管位置。

（3）球囊辅助通气每6s1次。

四、自主循环恢复

（1）脉搏和血压恢复。

（2）动脉压监测出现自主压力波形。

五、CPR后治疗

（1）继续稳定患者生命体征。

（2）根据患者心脏超声、心电图、抽血化验结果及影像学表现等，寻找导致心跳、呼吸骤停的病因并进一步治疗。

（3）控制患者体温在36～37℃，避免发热。治疗过程中如患者出现寒战，可静脉注射哌替啶25mg。

（4）适当镇静。

六、沟通

及时通知上级医生、相关专科医生。与患者家属沟通，交代病情。

（唐泽君　曾潍贤）

参考文献

[1] LINK MS, BERKOW LC, KUDENCHUK PJ, et al. Part 7: Adult Advanced Cardiovascular Life Support: 2015 American Heart Association Guidelines Update for Cardiopulmonary Resuscitation and Emergency Cardiovascular Care[J]. Circulation, 2015, 132(2): 444-464.

[2] ABELLA BS. High quality cardiopulmonary resuscitation: current and future directions[J]. Curr Opin Crit Care, 2016, 22(3): 218-224.

[3] FIELD JM, HAZINSKI MF, SAYRE MR, et al. Part 1: executive summary: 2010 American Heart Association Guidelines for Cardiopulmonary Resuscitation and Emergency Cardiovascular Care[J]. Circulation, 2010, 122(18 Suppl 3): S640-656.

[4] HAZINSKI MF, NOLAN JP, BILLI JE, et al. Part 1: Executive summary: 2010 International Consensus on Cardiopulmonary Resuscitation and Emergency Cardiovascular Care Science With Treatment Recommendations[J]. Circulation, 2010, 122(16 Suppl 2): 250-275.

[5] International Liaison Committee on Resuscitation. Consensus on Scienceand Treatment Recommendations[J]. Circulation, 2018, 138:e01–19.

[6] JONATHAN P. DUFF, ALEXIS TOPJIAN, MARC D. BERG, et al. 2018 American Heart Association Focused Update on Pediatric Advanced Life Support Circulation[J]. Circulation, 2018, 138: e01–09.

[7] ALI MU, FITZPATRICK-LEWIS D, KENNY M, et al. Effectiveness of antiarrhythmic drugs for shockable cardiac arrest: a systematic review[J]. Resuscitation, 2018, 132: 63–72.

附件 心肺复苏流程图（图3-11）

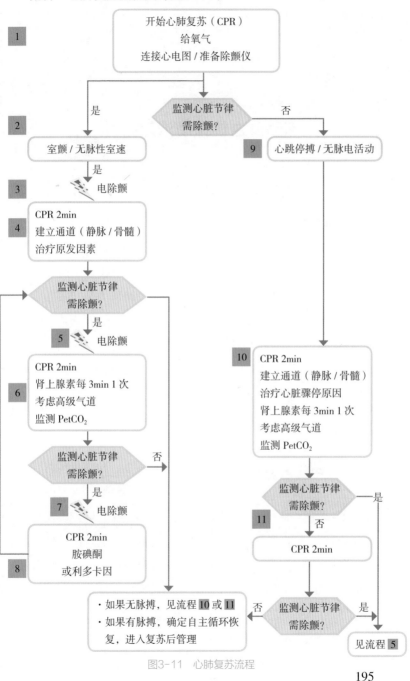

图3-11 心肺复苏流程

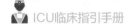

深静脉血栓预防治疗指引

静脉栓塞症（venous thromboembolism，VTE）包括深静脉血栓（deep vein thrombosis，DVT）和肺栓塞（pulmonary embolism，PE），因"发病率高、死亡率高、漏诊率高"已成为世界性的公共健康医疗保健问题，也被认为是"最有可能预防的一种致死性疾病"。因此，为了减少ICU患者DVT的发生率，结合ICU临床实际工作，以及参考文献资料及相关指南，制定ICU患者DVT预防指引，以规范ICU的DVT预防，提高临床安全性。

一、临床表现

1. **症状**　患肢肿胀、疼痛，活动后加重，抬高患肢可好转。偶有发热、心率加快。

2. **体征**　血栓远端肢体或全肢体肿胀是主要特点，皮肤多正常或轻度淤血，重症可呈青紫色，皮温降低。血栓发生在小腿肌肉静脉丛时，可出现血栓部位压痛（Homans征：患肢伸直，踝关节背屈时，由于腓肠肌和比目鱼肌被动牵拉而刺激小腿肌肉内病变的静脉，引起小腿肌肉深部疼痛）。

血栓脱落可引起肺动脉栓塞的表现。后期血栓机化，常遗留静脉功能不全，出现浅静脉曲张、色素沉着、溃疡、肿胀等，称为DVT后综合征（post-thrombosis syndrome，PTS）。

二、危险因素

（1）DVT的原发性危险因素　包括：V因子突变、蛋白C缺乏、蛋白S缺乏和抗凝血酶缺乏等。

（2）DVT的继发性危险因素

1）非骨科手术患者若术后仍需要制动、输注血小板、应用缩血管药物等超过72h。

2）骨科大手术及骨折（如髋关节置换、全膝关节置换术等）术后患者尽早开始预防。

3）使用镇静药物后，卧床超过72h的患者。

4）脑梗塞、脑出血、蛛网膜下腔出血、硬膜下出血等脑血管患者，昏迷且下肢无活动超过72h的患者。

5）充血性心力衰竭或严重呼吸道疾病卧床患者、脓毒症、严重创伤等具有下列一种或多种危险因素患者（如：癌症、既往VTE病史、急性神经系统疾病和炎症性肠病等）。

（3）其他增加ICU患者DVT发生的危险因素　高龄（年龄＞75岁）、恶性肿瘤、急性生理和慢性健康评分-Ⅱ（APACHE－Ⅱ）＞12分、机械通气、留置中心静脉（尤其股静脉）导管、血液净化治疗等。

（4）ICU患者是发生DVT的高危人群，应重视其危险因素，并进行风险评估。建议：

1）入ICU后依照Autar DVT风险评估表（附件1）进行DVT

的风险评估，将入住ICU患者的DVT风险分为低风险、中度风险及高风险，并按不同风险分层进行不同的DVT预防方案（由主管护士评分）。

2）入ICU后第72h，建议使用美国ACCP指南推荐的"Caprini血栓风险评估量表"再次进行DVT风险评估（附件2），将患者的DVT风险分为低危、中危、高危及极高危（由主管医生进行评分并记录在当天病程里）。

三、预防的方法

见表3-8。

表3-8 预防DVT的方法

风险等级	弹力袜	间歇性充气加压装置	低分子肝素或普通肝素
低风险患者	√		
中风险患者	√	√	
高风险患者	√	√	√

1. 低分子肝素或普通肝素

（1）不存在抗凝禁忌证且DVT高风险的患者，使用低分子肝素或普通肝素进行预防性治疗（低分子肝素比普通肝素更为有效）。

（2）药物剂量（表3-9）。

表3-9　血栓预防的药物剂量

普通肝素

常规剂量：5 000U，皮下注射，12h 1次；或5 000U，皮下注射，8h 1次

肥胖患者：5 000U，皮下注射，8h 1次（BMI<50）；或7 000U，皮下注射，8h 1次（BMI>50）

低分子肝素（LMWH）

常规剂量：40mg，皮下注射，1天1次；或30mg，皮下注射，12h 1次

肥胖患者：0.5mg/kg，皮下注射（BMI>40）

肾功能不全：30mg，皮下注射，1天1次（肌酐清除率<30mL/min）

（3）不推荐药物预防的情况　① 出血（近期或活动性大出血——眼内、脊柱/硬膜外、颅内或腹膜后，或需进行≥2.0g/dL的输血）。② 12h内发生硬膜外出血或接受腰穿治疗。③肝素导致的血小板减少症。④血小板计数<100×10⁹/L。⑤肾功能不全（肌酐>2.0mg/dL）。⑥凝血障碍患者。⑦骨筋膜间室综合征。

（4）停止时间　患者VTE高危评分下降为中危或以下，或者患者能够下床活动或转出ICU时可考虑停用。

2. 间歇性充气加压装置　对于存在中度DVT风险，或者高度DVT风险但同时存在高出血风险、有抗凝禁忌等的ICU患者，或者风险评分为高危以上患者联合低分子肝素，可采用

间歇充气加压装置。以下情况除外：①充血性心力衰竭、肺水肿或下肢严重水肿。②下肢深静脉血栓症、血栓性静脉炎或肺栓塞。③下肢局部情况异常，如皮炎、坏疽、近期接受皮肤移植手术等。④下肢血管严重动脉硬化或其他缺血性血管病、下肢严重畸形等。⑤预计2天内转出ICU的患者，可考虑使用弹力袜替代。

3. **弹力袜**　对于存在DVT低风险患者可考虑采用；若压力泵数量足够，低风险也可以根据实际情况考虑使用间隙性充气加压装置。使用禁忌同间歇性充气加压装置。

四、总结

ICU患者进行DVT风险评估及预防治疗是十分必要的，建议：入ICU后用Autar DVT风险评估表，入ICU后第72h用Caprini血栓风险评估量表，对ICU的患者进行DVT风险评分；根据风险分层，采取不同的预防措施：低风险患者可采用弹力袜，中风险患者采用间歇性充气加压装置，高风险患者考虑药物预防治疗。

（唐泽君　朱　杰）

参考文献

[1] GEERTS WH. Prevention of venous thromboembolism: American College of Chest Physicians Evidence Based Clinical Practice Guidelines （8th edition）[J]. Chest, 2008, 133(65Supp): 381-453.

[2] GREGORY CHENG, CRYSTAL CHAN, LIU Y T, et al. Incidence of Deep Vein Thrombosis in Hospitalized Chinese Medical Patients and the Impact of DVT Prophylaxis[J]. Thrombosis, 2011, 2011: 629383.

[3] AUTAR R1.Calculating patients' risk of deep vein thrombosis[J]. Br J Nurs, 1998, 7(1): 7-12.

[4] CAPRINI JA. Risk assessment as a guide for the prevention of the many of venous thromboembolism[J]. Am J Surg, 2010 , 199(1 Suppl): 3-10.

[5] BEITLAND S, SANDVEN I, KJAERVIK LK, et al. Thromboprophylaxis with low molecular weight heparin versus unfractionated heparin in intensive care patients: a systematic review with meta-analysis and trial sequential analysis[J]. Intensive Care Med, 2015, 41(7): 1209-1219.

[6] ROBINSON S. Enoxaparin, effective dosage for intensive care patients: double-blinded, randomised clinical trial[J]. Crit Care, 2010, 14(2): R41.

[7] PAUL L. MARINO. Marino's the ICU Book[M]. 4th ed. Baltimore: Lippincott Williams and Wilkins, 2014.

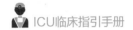

附件1　Autar DVT风险评估表（表3-10）

表3-10　Autar DVT风险评估表

（≤10分，低风险；11～14分，中风险；≥15分，高风险）

	0	1	2	3
年龄	10~30	31~40	41~50	51~60
BMI	16~19	20~25	26~30	31~40
行动	步行	受限（需辅助工具）	非常受限（需他人帮助）	轮椅
特殊危险因素		避孕药（20~35岁）	避孕药（>35岁），激素替代疗法	妊娠/产褥期
创伤高危因素		头、胸	脊柱	骨盆
外科手术干预		小手术<30min	预期的大手术	急诊大手术，胸科、妇科、泌尿道、脑外科手术
高危因素		溃疡性结肠炎	红细胞增多症	静脉曲张，性心脏疾病

注：1. 体重指数（BMI）＝体重（kg）/身高（m）^{2}。

2. 同一项目如果多个符合选高值。

4	5	6	7	得分
61~70	>70			
>40				
卧床				
血栓性疾病				
下肢				
腰以下的骨科手术				
心肌梗死	恶性肿瘤	脑血管意外	曾DVT或脑血管意外	
			总分:	

附件2 Caprini血栓风险评估量表（表3-11）

表3-11 VTE高危评分（基于Caprini模型）

高危评分	病　　史	实验室检查	手　　术
1分/项	□年龄41~60岁 □肥胖（BMI≥25） □异常妊娠 □妊娠期或产后（1个月） □卧床的内科患者 □口服避孕药或激素替代治疗 □炎症性肠病史 □下肢水肿 □静脉曲张 □严重的肺部疾病，含肺炎（1个月内） □肺功能异常，COPD □急性心肌梗死 □充血性心力衰竭（1个月内） □败血症（1个月内） □大手术（1个月内） □其他高危因素		□计划小手术

（续表）

高危评分	病　史	实验室检查	手　术
2分/项	□年龄61～74岁 □石膏固定（1个月内） □患者需要卧床>72h □恶性肿瘤（既往或现患）		□中心静脉置管 □腹腔镜手术（>45min） □大手术（>45min） □关节镜手术
3分/项	□年龄≥75岁 □深静脉血栓/肺栓塞病史 □血栓家族史 □肝素引起的血小板减少HIT □未列出的先天或后天血栓形成	□抗心磷脂抗体阳性 □凝血酶原2021A阳性 □因子Vleiden阳性 □狼疮抗凝物阳性 □血清同型半胱氨酸酶升高	
5分/项	□脑卒中（1个月内） □急性脊髓损伤（瘫痪）（1个月内）		□选择性下肢关节置换术 □髋关节、骨盆或下肢骨折 □多发性创伤（1个月内）

总分

0~1分：低危；2分：中危；3~4分：高危；≥5分：极高危。

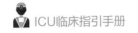

急性肺栓塞治疗指引

静脉栓塞症（venous thromboembolism，VTE），包括深静脉血栓（DVT）及肺栓塞（pulmonary embolism，PE）。PE是指任何物质阻塞肺动脉致使血流无法通过肺组织。来自上、下肢的DVT阻塞肺动脉的过程称为VTE。其他物质包括脂肪、空气、羊水、肿瘤、静脉石甚至医疗器械都可引起PE。在此指引中，我们只讨论如何处理PE。

一、临床表现及影响因素

1. 临床表现

（1）呼吸困难，伴有明显的低氧血症及气促。

（2）胸膜炎性胸痛、咳嗽、咯血、胸腔积液、胸片/胸部CT提示肺部渗出影。

（3）右心衰竭/循环衰竭，并伴有心动过速、低血压甚至晕厥。

（4）其他非特异性表现　如发热、哮鸣音、焦虑、低氧血症、无法解释的心律失常。

注意：PE发生于ICU患者时很难被识别，需提高警惕，参考PE临床评估表（附件1）。

2. **影响因素**

（1）血栓大小、数量及分布。

（2）患者基础心肺功能状态。

二、处理

原则：稳定生命体征，确诊PE，针对性治疗。流程见图3-12。

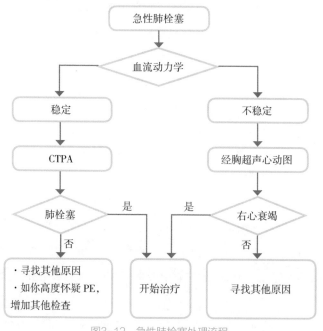

图3-12 急性肺栓塞处理流程

1. **稳定生命体征** 气道（A：airway），呼吸（B：breath），循环（C：circulation）。

2. **确诊肺栓塞**

（1）血流动力学稳定，行肺动脉CT（CTPA）。如造影剂过敏，行MRA检查。

1）CTPA结果阴性，需要寻找其他原因导致的临床情况；如果CTPA不能满足要求或者仍怀疑有PE，行下肢加压静脉超声。

2）CTPA阳性，开始治疗PE。

（2）血流动力学不稳定，先稳定循环，行经胸心脏彩超（TTE），排除其他因素导致的血流动力学不稳定，如心肌梗死、心包填塞、气胸等。

1）TTE发现右心功能不全表现，应考虑PE，开始治疗。尽量联合其他检查，如加压静脉超声。

2）循环稳定后，行CTPA检查。

（3）PE的经胸心脏彩超（TTE）影像

1）直接看到右心血栓。

2）PE间接征象——右心衰竭：右室扩张及运动障碍，右室/左室内径比增加，三尖瓣反流，室间隔矛盾运动，室间隔凸向左室，McConnell征（右室游离壁活动减弱，右室心尖活动正常），三尖瓣瓣环收缩位移（TAPSE）减弱，肺动脉增宽等。

3）血流动力学稳定的患者，TTE结果正常，不能排除PE。

4）D-二聚体、肌钙蛋白及BNP，用于预测死亡风险。

5）其他辅助检查　通气/血流核素扫描，肺动脉血管造影等。

3. 针对性治疗 流程见图3-13。

（1）血流动力学稳定的患者

1）抗凝治疗 依诺肝素100U/kg，12h1次，不需要全身溶栓治疗。

2）存在抗凝禁忌，放置下腔静脉滤器（IVC filter）。急性DVT或PE患者，已开始抗凝治疗，不需要放置下腔静脉滤器。

3）治疗期间，病情加重，应按照血流动力学不稳定情况处理。

4）亚段PE，没有合并近段DVT，VTE风险低的患者，可以继续观察，不需要抗凝。

（2）血流动力学不稳定的患者

1）稳定生命体征，复苏治疗。

2）溶栓 r-tPA 10mg静脉泵入＞2min，然后90mg静脉泵入＞2h（＜65kg患者最大总剂量为1.5mg/kg）。

血流动力学不稳定：收缩压＜90mmHg。除外溶栓禁忌（附件2）或高出血风险（附件3，附件4）。

3）确诊或高度怀疑PE或者存在与PE相关的心脏骤停，应考虑溶栓。

4）溶栓治疗后，继续抗凝治疗。

5）临床症状恶化者，考虑再次全身溶栓治疗，导管取栓或外科取栓。不能溶栓者，考虑外科取栓，局部溶栓（1/3全身溶栓剂量），或机械取栓/破碎血栓。

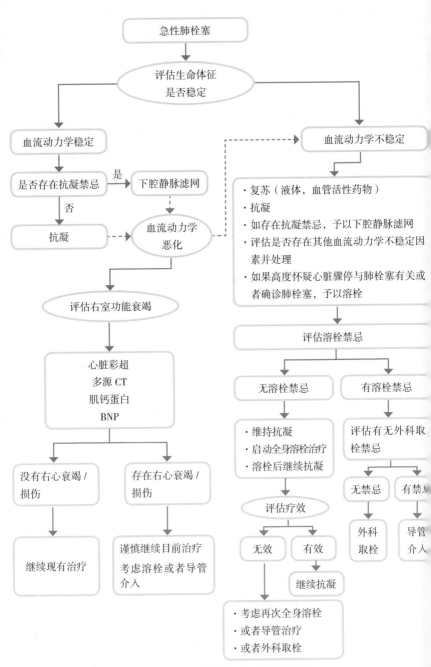

图3-13 急性肺栓塞针对性治疗流程

210

4. 病因分析（表3-12）

表3-12 病 因 分 析

临床危险因素	ICU相关危险因素	遗传/获得性障碍
外伤（手术/非手术） 脊髓损伤 近期手术 恶性肿瘤（恶性程度不同，危险程度不同） 肾病综合征 心力衰竭 卒中；下肢瘫痪 近期静脉栓塞症 年龄（>40岁，随着年龄增长，危险程度增加） 肥胖 怀孕/产后 药物（如雌激素，特殊化疗药，促红细胞刺激因子） 制动	感染 中心静脉置管 使用镇痛剂、镇静剂、肌松剂 呼吸衰竭 急性心力衰竭 机械通气 急性肾功能不全；透析 输血（如血小板、重组凝血Ⅶa因子） 缩血管药物	Leiden V因子突变 凝血酶原突变基因20210A 蛋白C缺乏 蛋白S缺乏 抗凝血酶缺乏 抗心磷脂抗体综合征 肝素诱导血小板减少 骨髓增生性疾病 血纤维蛋白原异常

5. 其他治疗

（1）在下肢DVT未处理前，不可以使用下肢机械辅助DVT预防装置（压力泵等）。

（2）不需要完全卧床休息，可以常规活动。

（3）监护、处理、再评估、调整治疗，循环往复。

（唐泽君　朱　杰）

参考文献

[1]KEARON C. Antithrombotic therapy for VTE disease. Chest Guideline and Expert Panel Report[J]. Chest, 2016, 149(2): 315-352.

[2]KEARON C. Antithrombotic therapy for VTE disease:Antithrombotic therapy and prevention of thrombosis. 9th ed. American college of chest physicians evidence-based clinical practice guidelines[J]. Chest, 2012, 141(2 Suppl): 419-496.

[3]STONE J. Deep vein thrombosis: pathogenesis, diagnosis, and medical management[J]. Cardiovasc Diagn Ther ,2017, 7(Suppl 3): 276-284.

附件1　肺栓塞（PE）临床评估表（表3-13）（改良版Wells评分）

表3-13　肺栓塞（PE）临床评估表

患 病 风 险	得分
深静脉血栓临床症状（腿水肿，触诊疼痛）	3
不像肺栓塞的其他诊断	3
心率＞100次/分	1.5
制动（≥3天）或者手术前4周开始制动	1.5
既往患深静脉血栓/肺栓塞	1.5
咯血	1
恶性疾病	1
说明：评分＞4.0，可能是肺栓塞；评分≤4.0，不可能是肺栓塞	

附件2 溶栓禁忌证（表3-14）

表3-14 溶栓禁忌证

绝对禁忌证

近期脑出血

已知的结构性脑血管病变

已知的颅内恶性病变

过去3个月内出现的缺血性脑卒中（不包括3h内的脑卒中）

疑似主动脉夹层

严重的活动性出血或严重的易出血体质（不包括月经）

过去3个月内出现的严重的闭合性颅脑损伤或面部外伤

相对禁忌证

慢性的、严重的、控制不佳的高血压病史

严重的未控制的高血压（收缩压＞180mmHg或舒张压＞110mmHg）

3个月前出现的缺血性脑卒中

创伤导致心肺复苏或心肺复苏超过10min，或过去3周内行大型外科手术

过去4周内体内出血

近期行介入性操作

不可压迫的血管穿刺

5天内使用链激酶或对链激酶过敏

怀孕

活动性消化道溃疡

心包炎或心包积液

正在行抗凝治疗（如华法林）并且INR＞1.7或PT＞15s

年龄＞75岁

糖尿病视网膜病变

附件3　溶栓治疗出血危险因素

年龄＞75岁

出血史

肿瘤

转移性肿瘤

肾功能衰竭

肝功能衰竭

血小板减少

卒中史

糖尿病

贫血

抗血小板治疗

抗凝治疗不佳

合并症以及机能下降

近期手术

近期摔伤

酗酒

非甾体抗炎药使用

附件4 抗凝治疗出血风险评估（表3-15）

表3-15 抗凝治疗出血风险评估

	大出血风险		
	低风险 （没有危险 因素）	中风险 （1项危险 因素）	高风险 （2项或以上 危险因素）
抗凝治疗前3个月			
基线风险/%	0.6	1.2	4.8
风险增加/%	1.0	2.0	8.0
总风险/%	1.6	3.2	12.8
抗凝治疗后3个月			
基线风险（%/年）	0.3	0.6	≥2.5
风险增加（%/年）	0.5	1.0	≥4.0
总风险（%/年）	0.8	1.6	≥6.5

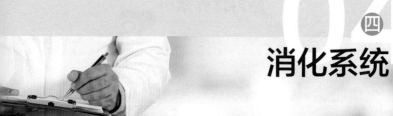

04
四

消化系统

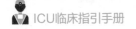

肠内营养指引

使用全营养支持，首选肠内营养，必要时肠内和肠外营养联合使用，已成为当前营养支持途径选择的金标准。肠内营养是一种费用低廉、简便，能使营养素直接经肠道吸收利用，更有助于维持肠道黏膜结构和屏障功能完整性的营养补给方式。危重患者早期（入ICU后24~48h内）肠内营养，在降低患者高代谢，促进机体恢复，维持肠道免疫功能中发挥重要作用。

一、常用剂量

1. 热量推荐

初期患者：25kcal/（kg·d）。

恢复期：30~35kcal/（kg·d）。

热量应增加的情况包括：创伤、脓毒症等。

2. 蛋白推荐

1.2~1.6g/（kg·d）。

蛋白应增加的情况见表4-1。

表4-1 蛋白增加情况

疾　　病	所需蛋白/g·kg⁻¹
烧伤、严重应激状态	2.0 ~ 2.5
CRRT	2.0 ~ 2.5
创伤	1.5 ~ 2.5
肥胖患者	2.0 ~ 2.5

二、常用剂型

见表4-2。

三、监测

1. **胃残余量**　当患者胃残余量>160mL，逐渐减慢鼻饲速度。

2. **血糖监测**　如患者使用某一配方肠内营养持续血糖升高状态，可考虑更换配方为瑞代（TPF-D）。

3. **氮平衡**　氮平衡（g/24h）= 摄入蛋白量/6.25-[尿尿素氮+（4 ~ 6）]。每天目标为正氮平衡4 ~ 6g。

4. **再喂养综合征**　对于严重营养不良患者，开始给予肠内营养时，需特别监测患者电解质，防止患者出现再喂养综合征。

表4-2　常用肠内营养剂型

	瑞代 （TPF-D）	瑞能 （TPF-T）
能量密度/kcal·mL^{-1}	0.9	1.3
渗透压/mOsm·L^{-1}	320	350
能量分布		
蛋白质∶脂肪∶碳水化合物	15∶32∶53	18∶50∶32
蛋白质/g·1 000mL^{-1}	17	11.7
脂肪/g·1 000mL^{-1}	16	14.4
碳水化合物/g·1 000mL^{-1}	60	20.8
规格	500mL/瓶	200mL/瓶
膳食纤维	含	含
蛋白质来源	改良大豆蛋白	酪蛋白
钠/钾/g·1 000mL^{-1}	0.315/0.5	0.16/0.34
产品特点	营养素配比符合美国糖尿病学会（ADA）针对高血糖患者的膳食配方，建议优选碳水化合物系统，更有助于纠正糖代谢异常，快速改善胰岛素抵抗，不影响胰岛素分泌量，平衡血糖水平	高能量、高脂肪、低碳水化合物，有利于快速补充能量，降低呼吸商 　富含来自鱼油的ω-3，可增强免疫 　含有日推荐剂量抗氧化剂
适应证	糖尿病、应激性高血糖	肿瘤、重症肺炎机械通气、限制液体

注：依照营养科建议及临床使用情况，患者开始肠内营养推荐使用能全力（TPF）或瑞高（TP-HE）。

能全力 （TPF）	百普力 （SP）	佳维体 （TPF–FOS）	瑞高 （TPF–HE）
1	1	1.05	1.5
350	400	300	300
16∶35∶49	16∶9∶75	15∶29∶56	20∶35∶45
20	20	20	37.5
19.45	8.5	17.35	29
61.5	88	70.25	85
500mL/瓶	500mL/瓶	500mL/瓶	500mL/瓶
含	不含	含	不含
酪蛋白	短肽链乳清蛋白水合物	酪蛋白	蛋白
0.5/0.75	0.5/0.75	0.46/0.78	0.6/1.17
普通场内营养制剂	以短肽为主，低脂肪	专利膳食纤维组合专利脂肪结构	高蛋白、高能量、易于消化的脂肪及液体入量受限的患者
轻、中度营养不良，肠道动力障碍	胰腺炎、短肠综合征、胃肠功能不全	轻、中度营养不良，肠道动力障碍，系统脂肪消耗障碍，神经疾病患者	心功能不全患者

四、具体肠内营养操作流程

见图4-1。

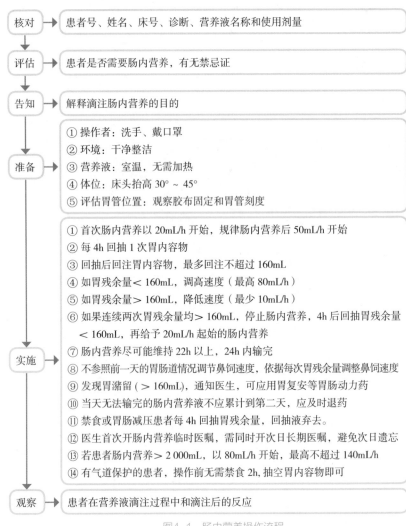

| 核对 | 患者号、姓名、床号、诊断、营养液名称和使用剂量 |

| 评估 | 患者是否需要肠内营养,有无禁忌证 |

| 告知 | 解释滴注肠内营养的目的 |

准备
① 操作者:洗手、戴口罩
② 环境:干净整洁
③ 营养液:室温,无需加热
④ 体位:床头抬高 30°~45°
⑤ 评估胃管位置:观察胶布固定和胃管刻度

实施
① 首次肠内营养以 20mL/h 开始,规律肠内营养后 50mL/h 开始
② 每 4h 回抽 1 次胃内容物
③ 回抽后回注胃内容物,最多回注不超过 160mL
④ 如胃残余量< 160mL,调高速度(最高 80mL/h)
⑤ 如胃残余量> 160mL,降低速度(最少 10mL/h)
⑥ 如果连续两次胃残余量均> 160mL,停止肠内营养,4h 后回抽胃残余量< 160mL,再给予 20mL/h 起始的肠内营养
⑦ 肠内营养尽可能维持 22h 以上,24h 内输完
⑧ 不参照前一天的胃肠道情况调节鼻饲速度,依据每次胃残余量调整鼻饲速度
⑨ 发现胃潴留(> 160mL),通知医生,可应用胃复安等胃肠动力药
⑩ 当天无法输完的肠内营养液不应累计到第二天,应及时退药
⑪ 禁食或胃肠减压患者每 4h 回抽胃残余量,回抽液弃去。
⑫ 医生首次开肠内营养临时医嘱,需同时开次日长期医嘱,避免次日遗忘
⑬ 若患者肠内营养> 2 000mL,以 80mL/h 开始,最高不超过 140mL/h
⑭ 有气道保护的患者,操作前无需禁食 2h,抽空胃内容物即可

| 观察 | 患者在营养液滴注过程中和滴注后的反应 |

图4-1 肠内营养操作流程

五、常见并发症

1. **胃潴留** 可加用促胃肠动力药（胃复安10mg，静脉注射，6 h1次；红霉素200mg，静脉注射，12h1次）

2. **腹泻** 可调整泵入速度、温度、更换渗透压低的营养剂型或暂停肠内营养。

3. **再喂养综合征** 先少后多，先慢后快，监测和补充电解质及维生素。

4. **营养液的污染** 建议营养液使用密闭系统补充。

5. **胃管阻塞** 更换胃管。

6. **精神、心理影响** 心理疏导。

（唐泽君　金　珺　舒　琳）

参考文献

[1]CRESCI G A. Nutrition support for the critically ill patient: a guide to practice[M]. 2nd ed. Boca Raton: CRC Press, 2015.

[2]PAUL L Marino. Marino's the ICU Book[M]. 4th ed. Baltimore: Lippincott Williams and Wilkins, 2014.

附件　营养风险筛查表（表4-3）

表4-3　香港大学深圳医院营养风险筛查表

BMI评分				
患者的BMI为：	评分	第一次筛查	第二次筛查	第三次筛查
≥18.5	0			
16.0～18.4	1			
＜16.0	2			
减重评分				
过去3～6个月内非计划减重的百分比为：	评分	第一次筛查	第二次筛查	第三次筛查
＜5%	0			
5%～10%	1			
＞10%	2			
急症评分				
若患者有急性疾病并于筛查前后＞5天没有摄取任何营养	评分	第一次筛查	第二次筛查	第三次筛查
否	0			
是	2			
总体营养不良风险				
将所有评分相加计算出总体营养不良风险	评分	第一次筛查	第二次筛查	第三次筛查
高风险	≥2			
中风险	1			
低风险	0			
照顾计划				
总体营养不良风险	使用以下管理指南制定照顾计划			
高风险	·告知医生并由其决定是否转介营养师			
中风险	·每周重复筛查			
低风险	·每周重复筛查			

	日期	筛查人签名	患者基本信息	
第一次筛查			姓名：	年龄：
第一次筛查			病区：	床号：
第一次筛查			病历号：	

注：本表引自 HKC-MUST 指南。HKC-MUST 指南由香港医院管理局营养服务统筹委员会编制。

急性肠系膜缺血治疗指引

急性肠系膜缺血是一种危及生命的器质性疾病。临床工作中，须对此类疾病高度警惕，早期发现并及时治疗，才可以取得良好的预后。

一、病因

急性肠系膜缺血可能是由于以下原因造成：

1. **动脉血栓形成** 通常有慢性肠缺血症状。

2. **动脉栓塞** 最常见于肠系膜上动脉，如无侧支血管代偿，通常会导致病情迅速恶化。

3. **非闭塞性缺血（血管痉挛）** 通常发生在血流动力学不稳定的危重患者，特别是血液透析、心脏手术患者。肠系膜血管痉挛与多器官功能衰竭及血管活性药物的使用相关，可导致很高的死亡率。

4. **血管内介入治疗** 可导致急性肠系膜动脉血栓形成、栓塞甚至动脉夹层形成。

二、临床表现

（1）查体可发现异乎寻常的腹痛。

（2）腹膜炎体征是晚期症状。

（3）发病前可能存在亚急性临床症状，如餐后腹痛、腹泻。

（4）其他临床症状　腹胀、代谢性酸中毒、胃肠道出血。

（5）结肠缺血

1）右侧结肠　与肠系膜上动脉显著狭窄相关。

2）左侧结肠　与主动脉修复手术相关。危险因素包括术前休克、大量失血、持续性血流动力学不稳定。

（6）缺血再灌注综合征　血管重建术后2～3天内，局部或全身性病情恶化。

三、实验室检查

（1）尿液脂肪酸结合蛋白升高，具有诊断价值。

（2）D二聚体　具有良好排除性诊断价值（<1.6nmol/L或<0.3μg/mL）。

（3）非特异性指标　乳酸脱氢酶、淀粉酶、高阴离子间隙的代谢性酸中毒。

四、影像学检查

1. CT血管造影检查

（1）首选的影像学检查。

（2）优点　评估动脉狭窄或闭塞，能检测有无相关影像学改变（如：肠壁强化、增厚或积气等），排除其他原因的腹痛，检测有无肠系膜静脉血栓症。

（3）与影像科医生讨论口服造影剂或对比剂的使用方法。

2. **MRA** 非常具有前景的替代检查方案。

3. **导管血管造影检查** 对于肠系膜血管痉挛更具优势。

五、治疗方案

1. **复苏**

（1）应在CT检查或手术开始前进行。在使用血管活性药物前给予静脉液体补充血容量，由于存在液体流失，补液量24h内可达15L。

（2）使用血管活性药物

1）血管重建术后，避免使用去甲肾上腺素。

2）优先使用肾上腺素［0.1μg/（kg·min）］、多巴胺［8μg/（kg·min）］。

2. **控制感染** 抗生素的使用。

3. **抗凝** 静脉使用肝素，维持APTT在正常值的1.5~2倍。

4. **血管造影介入治疗**

（1）肠系膜血管痉挛 动脉内输注血管扩张剂。

（2）罂粟碱30~60mg /h微泵数天，停止使用前，需复查动脉造影。

5. **血管重建成形术**

（1）外科手术。

（2）血管内成形术。

6. 手术探查

（1）肠切除前先行血运重建术。

（2）应尽量切除过多的肠。

（3）如病情急剧恶化，需48h内甚至更早进行剖腹探查。

7. 左侧结肠缺血

（1）患者主动脉修复术后，如病情不稳定，48h内需行乙状结肠镜检查。

（2）治疗肠系膜血管痉挛。

（3）考虑肠道减压术。

（4）如病情持续不稳定，需开腹行结肠部分切除术。

8. 再灌注综合征

（1）停止肠内营养。

（2）给予2～5周胃肠外营养。

（唐泽君　曾潍贤）

参考文献

[1] JACK Cronenwett. Rutherford's Vascular Surgery[M]. 8th ed. Philadelphia: Saunders, 2014: 2784.

[2] JEAN-LOUIS VINCENT. Textbook of Critical Care[M]. 7th ed. Philadelphia: Elsevier, 2017.

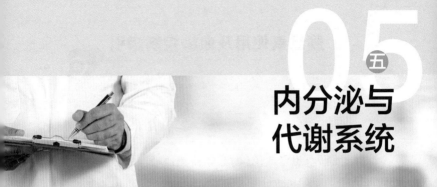

05

五

内分泌与
代谢系统

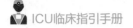

ICU临床指引手册

胰岛素使用及血糖控制指引

一、血糖监测

（1）所有患者入ICU时必须检测血糖，后依据血糖情况调整监测频次，最终达到非糖尿病患者每6h监测1次，糖尿病（diabetes mellitus，DM）患者每4h监测1次的治疗目标。监测方案见表5-1。

表5-1　入ICU时患者血糖监测方案

血糖水平	处理措施	下次监测血糖时间
<4.0mmol/L	通知医生，处理并寻找低血糖原因	15min
4.0～6.0mmol/L	观察，可适当补充含糖溶液	普通患者，4h1次；DM患者，2h1次（转入当天应用过胰岛素患者1h1次，连续3次)
6.1～10mmol/L	观察	4h监测1次（转入当天应用过胰岛素的患者2h1次，连续3次）
>10mmol/L	1h后复测	见ICU患者血糖控制方案

230

（续表）

血糖水平	处理措施	下次监测血糖时间
≥30.1mmol/L	更换血糖仪，采血部位复测，抽血送检验科复测，通知医生	见ICU患者血糖控制方案

（2）此血糖监测及胰岛素泵入治疗方案不适用于规律进食三餐患者血糖控制（附件）及糖尿病酮症酸中毒（DKA）患者、高渗非酮症昏迷患者。

二、血糖控制目标

ICU患者血糖控制目标：6.1～10mmol/L。

三、静脉胰岛素配制

0.9%生理盐水40mL+胰岛素40U（即1mL生理盐水含1U胰岛素）。

四、ICU患者血糖控制方案

对于所有血糖＞10mmol/L患者（除规律进食三餐患者外）：当血糖＞10mmol/L，1h后复测，连续2次血糖＞10mmol/L，无论患者处于肠内营养、肠外营养、禁食，或已应用过胰岛素，都按照如下控制方案（表5-2）进行血糖控制。

表5-2　ICU患者血糖控制方案

血糖/mmol·L^{-1}	负荷剂量 （静脉注射单位）	维持剂量/mL·h^{-1}
10.1~14	2	1~3
14.1~18	4	2~4
>18	6	3~5

注：（1）首次应用胰岛素或暂停后再次应用胰岛素，需给负荷剂量（持续应用胰岛素过程中勿给负荷剂量）。

（2）首次应用胰岛素或暂停后再次应用胰岛素，前3h内1h监测血糖1次，后2h监测血糖1次。连续2次血糖控制稳定在6.1~10mmol/L，改4h监测血糖1次。更改胰岛素使用剂量（包括停止胰岛素）2h后需复测血糖1次。

（3）当患者进食或应用含糖溶液，血糖8.1~10mmol/L，胰岛素1U/h维持；血糖≤8.0mmol/L，停止胰岛素。

（4）当患者禁食，血糖≤10mmol/L，停止胰岛素。

（5）当患者大汗、意识丧失、心动过速或低血压，立即检测血糖。

（6）当血糖≤4.0mmol/L，如应用胰岛素，立即停止，静脉注射50%葡萄糖20mL，15min后复测血糖。

（7）以下情况须立即通知医生：①血糖≤4.0mmol/L。②血糖>20mmol/L。③使用胰岛素剂量>5U/h。④使用胰岛素4h后血糖仍>10mmol/L。

五、严重低血糖（<3.0mmol/L）处理建议

（1）停止胰岛素。

（2）更换血糖仪、采血部位复测，抽血送检验科复测，同时处理低血糖。

（3）静脉注射50%葡萄糖20~40mL。

（4）15min后复测血糖，血糖仍低，再次静脉注射50%葡

萄糖，同时静脉维持含糖溶液。

（5）低血糖纠正，每小时复测直至血糖连续2次在 6.1~10 mmol/L。

（6）寻找导致低血糖的原因。

（唐泽君 李 旭 孙盼盼）

参考文献

[1] NICE-SUGAR. Intensive versus conventional glucose control in critically ill patients[J]. N Engl J Med, 2009, 360(13): 1283-1297.

附件 规律进食三餐患者的血糖控制方法（表5-3）

表5-3 规律进食三餐患者的血糖控制方法

检 测 时 间	处 理 方 法
三餐前 + 睡前共4次（其他时间无需检查及复测）	血糖11.1~15mmol/L，胰岛素皮下注射4U；血糖>15mmol/L，胰岛素皮下注射6U

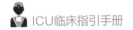

糖尿病酮症酸中毒、高渗性高血糖状态治疗指引

糖尿病酮症酸中毒（diabetic ketoacidosis, DKA）和高渗性高血糖状态（hyperosmolar hyperglycemic state, HHS）是糖尿病最为严重的急性并发症中的两种。

一、诊断

见表5-4。

表5-4　DKA和HHS的诊断

	DKA			HHS
	轻度	中度	重度	
血糖/mmol·L^{-1}	>13.9	>13.9	>13.9	>33.3
动脉血pH值	7.25~7.30	7.00~7.24	<7.00	<7.30
血清碳酸氢盐/mmol·L^{-1}	15~18	10~15	<10	>18
尿或血清酮体	阳性	阳性	阳性	少量
血清β-羟丁酸/mmol·L^{-1}	>3.0	>3.0	>3.0	<3.0
血清渗透压/mOsm·kg^{-1}*	变化的	变化的	变化的	>320
阴离子间隙**	>10	>12	>12	变化的

（续表）

| | DKA | | | HHS |
	轻度	中度	重度	
感觉和精神的改变	警觉	警觉/昏睡	昏迷	昏迷

注：* 血清渗透压 = $[2 \times Na\,(mmol/L)] + Glu\,(mmol/L)$。

  ** 阴离子间隙 = $(Na^+) - (Cl^- + HCO_3^-)\,(mmol/L)$。

二、排除诊断

1. **酒精性酮症酸中毒**　饮酒史、血糖不高、酮症酸中毒。

2. **饥饿性酮症酸中毒**　近些天进食<500kcal/d、血糖不高、血清碳酸氢盐>18mmol/L。

三、治疗（附件）

1. **液体复苏**　青年、小儿患者，速度需放缓。

（1）DKA　体液容量欠缺约100mL/kg。

（2）HHS　体液容量欠缺100~200mL/kg。

2. **胰岛素血糖控制**　血糖降低速度≤3mmol/（L·h）。

3. **纠正电解质紊乱**　监测Na^+、K^+、PO_4^{3-}、Mg^{2+}。

（1）维持血钾在4.0~5.5mmol/L。

（2）血清碳酸氢盐增长≤3mmol/（L·h）。

（3）血酮体降低≤0.5mmol/（L·h）。

4. **避免过快降低血清渗透压。**

5. **寻找和治疗诱发病因。**

四、诱因

（1）新发I型糖尿病（20%~25%）。

（2）胰岛素治疗不充足或不符合要求。

（3）感染（30%～40%）。

（4）脑血管意外。

（5）急性胰腺炎。

（6）药物　氯氮平/奥氮平、可卡因、锂、SGLT2抑制剂、糖皮质激素、噻嗪类利尿剂、多巴酚丁胺、特布他林等。

五、并发症

1. **低血糖**。

2. **低钾血症**　初始血钾≤3.3mmol/L的患者应在胰岛素治疗前积极补液和补钾，直到血钾浓度＞3.3mmol/L后开始胰岛素治疗，以避免心律失常、心搏骤停和呼吸肌无力。

3. **脑水肿**

（1）机制　血脑屏障破坏。

（2）危险因素　碳酸氢盐输注、过快补液、胰岛素负荷量静推、血糖降低过快。

（3）死亡率　20%～40%。

（4）临床表现　治疗4～6h发生，出现头痛、精神状态改变、去大脑皮层状态、颅神经（Ⅲ、Ⅳ、Ⅵ）麻痹、潮式呼吸、心率下降、血压升高。

（5）处理

1）立即予20%甘露醇0.5～1g/kg，静脉注射20min，30min后如无反应，再重复1次。

2）或3%高渗盐溶液5～10mL/kg，静脉注射30min。

3）头颅CT检查，排除颅内结构改变。

4. 血栓栓塞。

5. 横纹肌溶解。

六、死因

（1）严重低钾血症。

（2）ARDS。

（3）感染。

（唐泽君　李　旭　朱　杰）

参考文献

[1] CANADIAN DIABETES ASSOCIATION CLINICAL PRACTICE GUIDELINES EXPERT COMMITTEE, GOGUEN J, GILBERT J, et al. Clinical practice guidelines hyperglycemic emergencies in adults[J]. Canadian J Diabetes, 2013, 37(1): 72-76.

[2] FAYFMAN M, PASQUEL FJ, UMPIERREZ GE. Management of hyperglycemic crises diabetic ketoacidosis and hyperglycemic hyperosmolar state[J]. Med Clin North Am, 2017, 101(3): 587-606.

[3] DHATARIYA KK, VELLANKI P. Treatment of diabetic ketoacidosis (DKA)/hyperglycemic hyperosmolar state (HHS): novel advances in the management of hyperglycemic crises (UK Versus USA)[J]. Curr Diab Rep, 2017, 17(5): 33.

[4] CANADIAN DIABETES ASSOCIATION CLINICAL PRACTICE GUIDELINES EXPERT COMMITTEE. Type 1 diabetes in children and adolescents [J]. Can J Diabetes, 2013, 37(1):153-162.

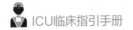

附件　治疗管理流程图（图5-1至图5-4）。

注意事项：

（1）血糖降低速度≤3mmol/（L·h）。

（2）避免过快降低血清渗透压。

（3）血酮体降低速度≤0.5mmol/（L·h）。

（4）纠正电解质紊乱　监测Na^+、K^+、PO_4^{3-}、Mg^{2+}。

（5）寻找和治疗诱发病因。

（6）预防并发症发生。

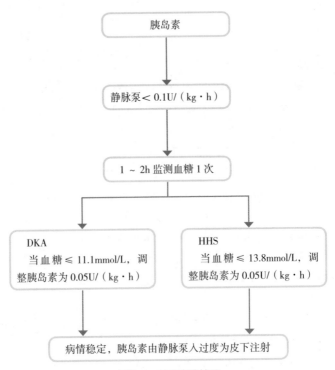

图5-1　胰岛素的管理

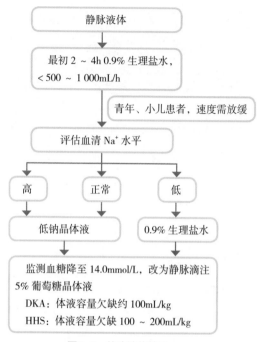

图5-2 静脉液体管理

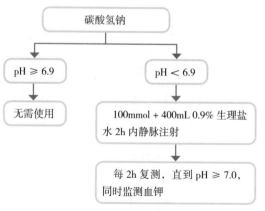

图5-3 碳酸氢钠的应用

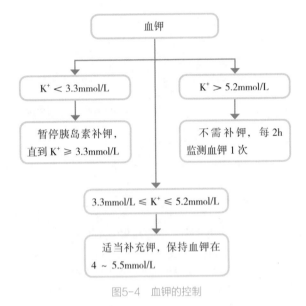

图5-4　血钾的控制

甲亢危象治疗指引

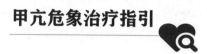

甲亢危象又称甲状腺风暴，是内分泌系统的一种急症，是严重甲亢患者内分泌系统失代偿的表现，有较多的并发症及较高的死亡率，故需尽早诊断和治疗。

一、诊断

诊断依靠临床表现，以下两种临床评分方案作为诊断标准。

1. Burch & Wartosky 诊断标准（1993）（表5-5）。

表5-5　Burch & Wartosky 诊断标准（1993）

诊 断 参 数	评 分
体温调节障碍	
体温（℃）	
37.2 ~ 37.7	5
37.8 ~ 38.2	10
38.3 ~ 38.8	15
38.9 ~ 39.2	20
39.3 ~ 39.9	25
≥40.0	30

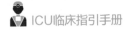
（续表）

诊 断 参 数	评 分
中枢神经系统症状	
无	0
轻度(激动)	10
中度(谵妄、精神错乱、极度倦怠)	20
重度(惊厥、昏迷)	30
胃肠-肝功能异常症状	
无	0
中度(腹泻、恶心/呕吐、腹痛)	10
重度(不明原因黄疸)	20
心血管系统异常	
心动过速(次/分)	
90～109	5
110～119	10
120～129	15
≥140	25
充血性心力衰竭	
无	0
轻度(足面水肿)	5
中度(双肺底湿啰音)	10
重度(肺水肿)	15
心房纤颤	
无	0
有	10

（续表）

诊 断 参 数	评 分
诱因	
无	0
有	10

注：Burch & Wartosky 评分≥ 45，高度提示甲亢危象；评分在 25~44，提示甲亢危象前期；评分< 25，不是甲亢危象。

2. 日本甲状腺协会诊断标准（2012）（表5-6）

表5-6　日本甲状腺协会诊断标准（2012）

诊断	血FT4、FT3↑	临床表现
确诊甲亢危象	存在	一种中枢神经系统症状+以下4种临床表现的 1 种： 发热/心率↑/心力衰竭/胃肠道症状
确诊甲亢危象	存在	以下4种临床表现的 3 种： 发热/心率↑/心力衰竭/胃肠道症状
怀疑甲亢危象	存在	以下4种临床表现的 2 种： 发热/心率↑/心力衰竭/胃肠道症状
怀疑甲亢危象	未有报告	一种中枢神经系统症状+以下4种临床表现的 1 种： 发热/心率↑/心力衰竭/胃肠道症状
怀疑甲亢危象	未有报告	以下4种临床表现的 3 种： 发热/心率↑/心力衰竭/胃肠道症状

二、治疗

（一）稳定和逆转系统的失代偿

1. 控制发热

（1）体外降温。

（2）对乙酰氨基酚500mg，口服或静脉注射，4~6h1次

（3）避免使用水杨酸。

2. 纠正脱水 静脉补液。

3. 治疗心力衰竭。

4. 稳定血流动力学

（1）早期放置中心静脉导管。

（2）如补液无反应，可加用血管活性药物。

（3）密切监测。

（4）心脏彩超检查。

5. 预防肾上腺危象

（1）氢化可的松300mg(负荷量)，静脉注射，然后100mg，静脉注射，8h 1次。

（2）下丘脑–垂体–肾上腺轴功能不全是非常常见的，即使血皮质醇浓度升高。

（3）可减少甲状腺素对外周的效应。

（二）特异性治疗

1. 阻止甲状腺素对外周的效应

（1）普萘洛尔60~120mg，口服，4~6h 1次。

（2）如果需要迅速处理

1）普萘洛尔0.5～1mg，静脉注射。隔15min，1～2mg，静脉注射。

2）艾司洛尔0.25～0.5mg/（kg·min）（负荷量），静脉注射，后0.05～0.1mg/（kg·min）泵入，根据心率、血压调整使用剂量。如患者存在心力衰竭，须谨慎使用。

2. 减少甲状腺素释放

（1）饱和的碘化钾溶液250mg，口服，6h1次。

（2）口服碘化造影剂2g（负荷量），后1g，口服，1天1次（如：碘克沙醇37g/50mL）。

（3）如不能耐受口服药物，可予碘化钾2g灌肠（1g+60mL水）1天1次。

（4）含碘制剂必须在抗甲状腺药物使用30min后给予。

（5）如无含碘药物，可给予锂剂300mg，口服，6～8h1次，同时须监测锂浓度保持在0.6～1mmol/L。

3. 阻止甲状腺素合成治疗

（1）碘剂或锂剂治疗。

（2）丙基硫氧嘧啶（PTU） 600mg（负荷量），口服，后600～1500mg，口服，4～6h1次。

（3）甲硫基咪唑60～80mg，口服，1天1次。

（4）如无法耐受口服药，可予PTU 400～600mg，灌肠，6～8h1次。或甲硫基咪唑20～40mg，口服，6～8h1次。

（5）须监测患者白细胞计数。

4. 加快甲状腺代谢 考来烯胺1～4g，口服，12h1次。

5. **血浆置换**

（1）指征　①经适当处理后病情仍迅速加重。②治疗产生严重副作用。

（2）频率　1～3天1次。

（3）监测　以临床症状为主。血浆FT_3及FT_4并不准确。

6. **急诊甲状腺切除**

（1）指征　①内科治疗失败。②治疗后严重的中毒症状。③因心、肺功能不全，需早期治疗甲亢。

（2）外科手术前需尽可能稳定患者生命体征及甲状腺功能。

（3）围手术期需继续使用激素和β受体阻滞剂，手术后逐渐停药。

（三）明确诱因

需要考虑如下诱因：甲状腺手术、非甲状腺手术、创伤、甲状腺结节、甲状腺炎、营养不良、烧伤、心肌梗死、肺栓塞、脑血管意外、药物（麻醉药、水杨酸、伪麻黄碱、胺碘酮）、干扰素治疗、放射性碘治疗、碘造影剂的使用、停用甲状腺药物、感染、酮症酸中毒、低血糖、甲状腺癌并转移、卵巢甲状腺瘤、葡萄胎妊娠、H1N1感染、情绪、过量运动等。

（唐泽君　金　珺）

参考文献

[1]ROSS DS. American Thyroid Association guidelines for diagnosis and management of hyperthyroidism and other causes of thyrotoxicosis[J]. Thyroid, 2016, 26(10):1343-1421.

[2] CHIHA M.Thyroid storm: an updated review[J]. Journal of Intensive Care Medicine , 2015,30(3):131-140.

[3] SATOH T. Guidelines for the management of thyroid storm from The Japan Thyroid Association and Japan Endocrine Scoiety[J]. Endocrine Journal, 2016,63(12):1025-1064.

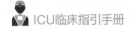
高钾血症处理指引

一般而言，血K$^+$>5.5mmol/L，被定义为高钾血症。ICU患者常见低钾血症，而肾衰竭、代谢性酸中毒、使用保钾利尿药、肾上腺功能不全、药物（附件1）和医源性补钾过多可造成高钾血症。高钾血症对心肌传导系统影响巨大，且高钾血症大部分危及生命的紧急情况都来源于心脏。

一、病因

（1）细胞外液钾增加超过正常钾排出。

（2）钾处理功能障碍　K$^+$向细胞内外分布障碍。

二、治疗时机

（1）当怀疑心律失常由高钾血症引起。

（2）当血K$^+$>5mmol/L，同时存在心电图改变（附件2）。

（3）血K$^+$>6mmol/L，即使心电图没有出现高钾血症表现。

三、处理流程（附件3）

1. 去除诱因

（1）饮食限制钾摄入。

（2）避免使用含钾药物（阿莫西林克拉维酸钾等）及保钾利尿剂（螺内酯等）

2. 钙剂

方法：10%葡萄糖酸钙10mL，静脉注射，＞3min，必要时5min后可重复。5%氯化钙5mL，静脉注射，2h后可重复1次，总次数不超过3次。

注意：钙剂可用于抵消高钾血症心脏的副作用，同时使K^+重新分布到细胞内；氯化钙在高钾血症并发心源性休克、心搏停止时作用优于葡萄糖酸钙；当存在地高辛中毒时，应用钙剂需十分小心，因为高钙血症可加重地高辛的心脏毒性。

3. 加强排钾

（1）利尿剂　方法：呋塞米10mg，口服或静脉注射，4~6h后可重复1次。

注意：加强肾脏排钾可以帮助缓解体内钾过负荷，这种排钾方法只有在患者肾脏排钾功能无障碍时才有效。

（2）阳离子交换树脂　方法：胃肠道功能正常的患者，聚苯乙烯磺酸钙（钠）30g+温水50mL，口服（2h后起效，峰作用为6h），6h后可重复1次。胃肠道功能无法启动的患者，聚苯乙烯磺酸钙（钠）50g+温水150mL，保留灌肠，12h

1次。

注意：阳离子交换树脂（聚苯乙烯磺酸钠、磺酸聚苯乙烯钙等）可以结合钾并与钠、钙进行交换。磺酸聚苯乙烯钙禁忌：高钙血症；保留灌肠方法存在很低的肠坏死风险。

（3）血液透析　指征：血K^+持续≥6.5mmol/L。

注意：血液透析是降低血K^+浓度最有效的方法。

4. 促使K^+重新分布

（1）胰岛素　方法：胰岛素10U+50%葡萄糖注射液50mL，静脉注射，持续1h。

注意：胰岛素在30~60min达到峰浓度，具有立刻降低血K^+浓度的作用。输注后监测血糖，避免低血糖发生。

（2）碳酸氢钠　方法：5%碳酸氢钠125mL，静脉注射，持续1h，动态监测血K^+浓度及血气分析。

注意：代谢性酸中毒造成高钾血症，可通过静脉给予碳酸氢钠纠正。碳酸氢钠治疗过程中逆转高钾血症即可，无须完全纠正酸中毒。

（3）β受体激动剂　方法：常规剂量吸入β受体激动剂（如：沙丁胺醇等）。

注意：应用4次后可降低血K^+浓度，但可引起心动过速，因此不推荐用于严重高钾血症患者。

（唐泽君　李　旭）

参考文献

[1] GENNARI FJ. Disorders of potassium homeostasis:hypkalemia and hyperkalemia[J]. Crit Care Clin, 2002, 18(12): 273-288.

[2] KAMEL KS, WEI C. Controversial issues in the treatment of hyperkalaemia[J]. Nephrol Dial Transplant, 2003, 18(11): 2215-2218.

[3] PALMER BF. Managing hyperkalemia caused by inhibitors of the rennin-angiotensin-aldosterone system[J]. N Engl J Med, 2004, 351(6): 585-592.

[4] PERAZELLA MA. Drug-induced renal failure:update on new medications and unique mechanisms of nephrotoxicity[J]. Am J Med sci, 2003, 325(6): 349-362.

[5] SEDLACEK M, SCHOOLWERTH AC, REMILLARD BD. Electrolyte disturbances in the intensive care unit[J]. Semin Dial, 2006, 19(6): 496-501.

[6] WEISBERG L. Management of severe hyperkalemia[J]. Crit Care Med, 2008, 36(12): 3246-3251.

[7] HAREL Z, HAREL S, SHAH PS, et al. Gastrointestinal adverse events with sodium polystyrene sulfonate (Kayexalate) use: a systematic review[J]. Am J Med, 2013, 126(3): 264.e9-264.e24.

附件1　诱发高钾血症的常见药物（表5-7）

表5-7　诱发高钾血症的常见药物

促使K⁺向细胞外转移	减少肾脏K⁺排泄
β受体阻滞剂	ACEI类降压药
地高辛	ARB类降压药
琥珀酰胆碱	保钾利尿药
	非甾体抗炎药（NSAIDs）
	胰岛素
	磺胺

附件2　高钾血症所致心电图动态改变（图5-5）

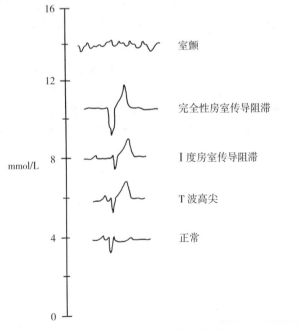

图5-5　高钾血症所致心电图动态改变

注：心电图最早出现高T波在V2、V3导联最明显。

附件3 高钾血症处理流程（图5-6）

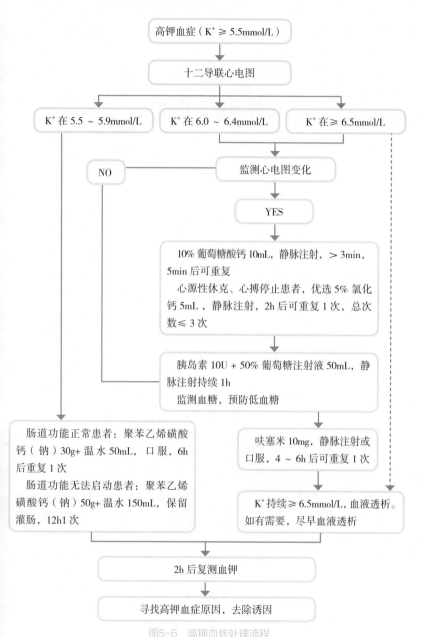

图5-6 高钾血症处理流程

253

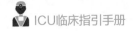

低钾血症处理指引

ICU患者病情危重程度、静脉通路和监护条件不同于普通病房，因此，科室根据ICU特点，结合临床实际工作，参考文献资料，制定ICU补钾的具体专科指引，以对ICU补钾方案进行规范和统一，提高临床用药的安全性。

一、常见原因

当患者血钾＜3.5mmol/L时，需关注：

（1）补充患者生理需要量。

（2）检查患者用药史，是否有利尿剂引起低钾。

（3）呕吐、腹泻导致钾流失。

（4）细胞内的钾转移。

（5）酸碱平衡紊乱。

（6）肾小管酸中毒。

二、常见症状

（1）神经肌肉系统　常见症状为肌无力和发作性软瘫，后者发作前可先有肌无力。

（2）心血管系统　低钾可使心肌应激性减低和出现各种心律失常和传导阻滞，心电图可见T波降低、平坦或倒置，ST段压低。

（3）消化系统　缺钾可使肠蠕动减慢。轻度缺钾者只有食欲缺乏、腹胀、恶心和便秘；严重缺钾者可引起麻痹性肠梗阻。

（4）当血钾＜2.0mmol/L，患者可能随时出现呼吸、心跳骤停。

三、剂量及配法

1. 补钾量的计算可根据公式作参考　$[K^+]$（mmol/L）=（目标钾量–实际血钾值）（mmol/L）×体重（kg）×0.4

2. 常规剂型

（1）口服氯化钾1g = 13.4mmol钾。

（2）10%氯化钾溶液10mL= 13.4mmol/L钾。

所有氯化钾必须用盐水稀释后方可静脉使用，且必须静脉滴注，不可静脉推注。

3. 补钾方式

（1）口服补钾　尽量选用口服补钾，当血钾＜2.5mmol/L需快速补钾，或存在口服禁忌证时建议优先考虑静脉补钾。

补钾量可根据以上公式计算，每天分多次给予。

（2）外周静脉补钾　配比：7.5mL 10% KCL + 250mL NS（250mL NS中不超过7.5mL 10% KCL）。输注速度：≥1h。

（3）中心静脉补钾　配比：15mL 10% KCL + 100mL

NS（15mL 10%KCL至少用100mL NS稀释）。输注速度：①≥1h。②最高40mmol/h（建议只在血钾浓度<2mmol/L才考虑使用此速度）。③当患者使用颈内静脉或锁骨下静脉输液时，颈内静脉或锁骨下静脉输液速度最高20mmol/h，股静脉输液速度最高可达40mmol/h。

四、需监测的指标

（1）无论哪种方式补钾，均应密切监测患者生命体征、心电图、动脉血气、电解质及尿量，随时调整钾的用量。

（2）若存在代谢性碱中毒，纠正碱中毒后低钾可迅速纠正。

（3）若存在代谢性酸中毒，则考虑先补钾再纠酸。

（4）低钾血症常合并低镁血症，适当补镁有助于补钾。

五、不良反应处理

1. **疼痛** 采用盐水可减少患者疼痛。疼痛时，减慢速度。

2. **静脉炎** 如出现静脉炎应停止输液，立即开放第二条静脉通道，同时可于穿刺部位给予保暖，减少血管痉挛，可选50%硫酸镁湿敷，也可采用喜疗妥等外用软膏。

3. **心律失常** 如出现高钾，心电图提示T波高尖，应立即停止钾的补充，积极处理高钾血症的同时，根据具体心律失常类型进行纠正。

（唐泽君 金 珺）

参考文献

[1] 陈灏珠.实用内科学[M]. 13版.北京：人民卫生出版社, 2009.

[2] 葛均波.内科学[M]. 8版.北京：人民卫生出版社, 2013.

[3]HAMILL RJ. Magnesium repletion and its effect on potassium homeostasis in critically ill adults:results of double-blind, randomized, controlled trial[J]. Crit Care Med, 1996, 24(1): 38-45.

[4] PAUL L MARINO. Marino's the ICU Book[M]. 4th ed. Baltimore: Lippincott Williams & Wilkins, 2014.

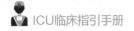

高钠血症处理指引

高钠血症在ICU患者中较常见，尤为高龄、营养不良的老人。因此，根据ICU特点，结合临床实际工作，参考文献资料，制定该高钠血症处理指引。

一、高钠血症定义

（1）血清钠浓度>145mmol/L。

（2）按发作时间分类

1）急性　发作时间<48h。

2）慢性　发作时间>48h。

二、临床表现

（1）取决于病情严重程度、发作时间、疾病诱因。

（2）非常严重的高钠血症（>152mmol/L），可以导致更严重的神经系统功能损伤：嗜睡、无力、易激惹、颅内出血、抽搐、昏迷，甚至死亡。

三、处理方法

1. 病史采集

（1）尤其注意以下3方面 液体丢失情况、液体摄入情况、尿量。

（2）寻找病因。

2. 体格检查

（1）容量状态评估 任何严重的低容量状态，需要紧急处理。

（2）意识状态评估。

3. 确定高钠血症类型 见表5-8。

（1）低容量性高钠血症

1）细胞内及细胞外液体量减少。

2）全身总钠下降。

3）患者同时存在欠缺自主摄水能力。

4）如：尿崩症、高血糖高渗性昏迷、胃肠道丢失。

（2）等容性高钠血症 不常见。

（3）高容量性高钠血症

1）细胞外容量增多。

2）全身总钠升高。

3）如：医源性高钠血症、库欣综合征。

4. 实验室检查 血清电解质、血糖、尿素氮、肌酐、尿渗透压、血清渗透压、尿钠及尿钾。

表5-8 高钠血症分类

容量状态		低容量性高钠血症	等容性高钠血症	高容量性高钠血症
		缺乏	轻度缺乏	过量
实验室检查	血浆渗透压	升高（>295mOsm/kg）		
	尿渗透压	<血浆渗透压 ⇒ 尿崩症		
		>血浆渗透压 ⇒ 消化道丢失		
		≈血浆渗透压 ⇒ 肾脏浓缩功能降低		
	尿钠、尿钾	尿液中自由水产生量	<0.5L/d ⇒ 液体摄入不足	
			≥1L/d ⇒ 大量水分丢失	
			>5L/d ⇒ 尿崩症	

（续表）

	低容量性高钠血症	等容性高钠血症	高容量性高钠血症
设计补液方案	自由水缺乏量 尿液中自由水清除量 血清钠纠正速度应<10mmol/（L·d） （1）急性严重的高钠血症：严重容量不足患者，可以在治疗开始2～3h内下降2mmol/（L·h），此后维持在每小时下降0.5mmol/L。 （2）对于慢性高钠血症，下降速度应控制在0.5mmol/（L·h） 补液： 对于低容量状态，开始可以使用生理盐水，之后可以使用无电解质水（肠内使用较佳），或者静脉使用葡萄糖注射液，起始补液速度为： （1）急性高钠血症：3～6mL/（kg·h） （2）慢性高钠血症：1.35mL/（kg·h） 在第一个24h补充缺乏量的1/2，在第二个24h补充另一半。 需要低监测血清钠，急性高钠血症需要每1～2h监测一次，对于慢性高钠血症需要4～6h监测一次，直至稳定		避免使用含钠液 体进行补液

（续表）

	低容量性高钠血症	等容量性高钠血症	高容量性高钠血症
特殊治疗：处理原发病，停用可能导致高钠的药品	中枢性尿崩症：去氨加压素（DDAVP）1～2mg，12h1次，静脉注射 肾性尿崩症：噻嗪类利尿剂（增加近曲小管对钠和水的重吸收）氢氯噻嗪25～50mg，1天1次 持续肾替代治疗 （1）不是首选 （2）必须注意避免过快纠正高钠血症：降低血流量，降低透析液速度	增加透析液或置换液中钠浓度，降	呋塞米：增加尿钠和水的排出（可以加重重高钠血症）
寻找病因	（1）中枢性尿崩 （2）肾性尿崩（肾脏尿浓缩障碍，肾功能不全、梗阻性肾病、渗透性利尿、锂剂、两性霉素B、膦甲酸钠、右美托咪定、秋水仙碱） （3）胃肠道丢失 严重水样腹泻，持续呕吐		医源性过多摄入含钠液体

5. 计算补液量

（1）自由水缺失量 = 全身总水量 ×（实际血清钠-140）/140。

注：全身总水量 = 体重 × 0.6（男性及儿童）/0.5（女性）/0.4（脱水患者）。

（2）尿液中自由水清除量 = 尿液速度×［1-（尿钠+尿钾）/血清钠］。表示每小时或每天尿液产生过程中，所需要的自由水量。

（3）补液量 = ［（1）自由水缺失量+（2）尿液中自由水清除量］×5。

6. 预测输注液体（每升）所导致血清钠变化 =（输注液钠浓度 - 血清钠浓度）/（全身总水量 +1）。

四、并发症

1. 横纹肌溶解　不常见。

2. 心脏毒性　可影响心脏收缩力，如果严重，心电图可有变化。

3. 代谢异常　胰岛素抵抗，乳酸清除率降低。

4. 治疗相关

（1）脑水肿　原因：过快纠正高钠血症。

（2）高血糖　原因：输注含葡萄糖液体。

（3）脱髓鞘改变（渗透性脱髓鞘综合征）　①可以导致永久性神经损害。②脑磁共振可发现对称性桥脑病变。

（唐泽君　刘先涛　李　旭）

参考文献

[1] POKAHAREL M. Dysnatremia in the ICU[J]. Curr Opin Crit Care, 2011, 17(6): 581.

[2] PAUL L MARINO. Marino's the ICU Book[M]. 4th ed. Baltimore: Lippincott Williams & Wilkins, 2014.

[3] ADROGUÉ HJ. Hypernatremia[J].Engl J Med, 2000, 342(20):149.

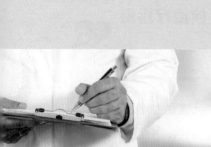

06
六
神经系统

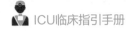

急性脑梗死溶栓治疗指引

抢救缺血半暗带是急性脑梗死现代治疗的主要目标。尽管在脑梗死早期，病灶中心部位很快即出现坏死，若及时恢复血流和改善脑组织代谢则可避免缺血半暗带发生坏死，大部分缺血半暗带仅存在数小时，而且80%~90%的急性脑梗死是由于血栓栓塞性闭塞所致。因此溶解血栓，恢复和改善缺血区的灌注是急性脑梗死根本性的治疗方法。

患者通常从急诊入院，转入ICU后完成后续治疗（附件1）。如患者在ICU期间，被诊断为脑梗死早期，需找神经内科医生会诊，再开始溶栓治疗。

一、方法

首选重组组织型纤溶酶原激活剂（rt-PA）溶栓治疗。

总剂量：体重（kg）×0.9mg/kg。

负荷量：10%总剂量。

维持量：90%总剂量1h内使用。

注意：当发现潜在的危及生命的出血时，应立即停止使用。例如，BP＞180/105mmHg时，需根据血压控制方案将血压降至180/105mmHg以下。

二、血压的控制

见表6-1。

表6-1　血压的控制

	血　　压	拉 贝 洛 尔
治疗前	收缩压＞185mmHg或舒张压＞110mmHg	10～20mg，静脉注射，1～2min，可每10min重复1次 200mg+10mLNS，5mL/h起始，根据血压调整
治疗中或治疗后	收缩压＞180mmHg或舒张压＞110mmHg	10～20mg，静脉注射，1～2min，可每10min重复1次 200mg+10mLNS，5mL/h起始，根据血压调整

密切监测患者血压：溶栓后＜2h，15min监测1次；2～6h内，30min监测1次；6～18h内，60min监测1次。

如血压仍控制不满意，可考虑使用硝普钠［起始剂量：0.5μg/（kg·min），逐渐加量］。

三、液体管理

补充患者生理需要量，80mL/h，静脉注射，维持24h。

四、溶栓后药物治疗

溶栓24h后复查头颅CT。

如未发现颅内出血，加用阿司匹林，首剂300mg，后100mg/d。

五、注意事项

（1）避免溶栓后30min内导尿。

（2）避免溶栓后24h内安置胃管（除非指征明确）。

（3）停用抗凝和抗血小板药物24h。

（4）根据美国国立卫生研究院卒中量表（NIH stroke scale，NIHSS）评分（附件2），观察患者溶栓后出血风险，重点观察：

1）原有神经功能恶化。

2）渐出现神经功能损伤。

3）血压骤然升高。

4）恶心、呕吐及头痛。

5）癫痫发作。

NIHSS评分：溶栓后0～2h，15min评估1次；2～8h，30min评估1次；9～24h，60min评估1次。

（5）如怀疑脑出血，立即进行头颅CT检查。

六、溶栓后症状性脑出血(sICH)

欧洲合作组急性脑卒中研究Ⅱ（ECASS Ⅱ）将sICH定义为缺血性脑卒中溶栓后影像学存在的出血表现，包括出血性梗死分级HI1、HI2和脑实质梗死分级PH1、PH2（表6-2）。

表6-2　溶栓后症状性脑出血的分级

出血分级	定　义
HI1	小的点状出血，无空间占位效应
HI2	融合的点状出血，无空间占位效应

（续表）

出血分级	定 义
PH1	出血＜30%梗死面积，伴有轻度空间占位效应
PH2	出血＞30%梗死面积，伴有轻度空间占位效应

溶栓后症状性脑出血治疗：

（1）冷沉淀10U，需监测纤维蛋白原，目标值＞150mg/dL。

（2）血小板6～8个治疗量。

（3）氨甲环酸10～15mg/kg，输注时间不少于20min。

（4）新鲜冰冻血浆400mL。

（5）维生素K_1 20～40mg。

（6）考虑手术治疗。

（唐泽君　金　珺）

参考文献

[1] AHA. ASA急性缺血性脑卒中血管内治疗指南[J]. Stroke, 2015, 46(10): 3020-3035.

[2] JERIFFER A. Guideline for reversal of antithrombotics intracranial hemorrhage[J]. 2016, 44(12): 2251-2257.

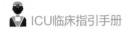

附件1 成人急性脑卒中诊治流程（图6-1）

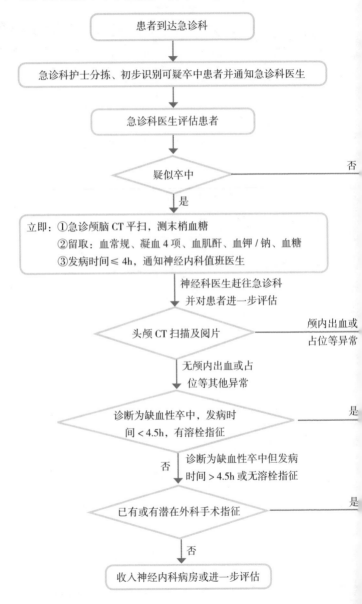

患者到达急诊科

急诊科护士分拣、初步识别可疑卒中患者并通知急诊科医生

急诊科医生评估患者

疑似卒中 —— 否

是

立即：①急诊颅脑 CT 平扫，测末梢血糖
②留取：血常规、凝血 4 项、血肌酐、血钾 / 钠、血糖
③发病时间 ≤ 4h，通知神经内科值班医生

神经科医生赶往急诊科
并对患者进一步评估

头颅 CT 扫描及阅片 —— 颅内出血或占位等异常

无颅内出血或占位等其他异常

诊断为缺血性卒中，发病时间 < 4.5h，有溶栓指征 —— 是

否 ← 诊断为缺血性卒中但发病时间 > 4.5h 或无溶栓指征

已有或有潜在外科手术指征 —— 是

否

收入神经内科病房或进一步评估

→ 进一步评估

→ 神经外科会诊或进一步评估

溶栓：
①神经科医生告知病情及治疗建议
②患者及家属同意溶栓并取得知情同意
③在急诊科静脉注射 rt-PA，请 ICU 会诊，病情是否需要收入 ICU 监护。
　若无需要 ICU 监护，安排患者收入神经内科病房

→ 神经外科会诊后决定

图6-1　成人急性脑卒中诊治流程

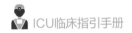

附件2　香港大学深圳医院　急性缺血性卒中溶栓系列文件（表6-3）

表6-3　NIHSS评分记录表　　___年___月___日（0~2h）

患者姓名：　　　　　性别：　　　　　　　年龄：　　　　　　患者号：

项　　　目	评　分　标　准
时间	
1a 意识水平	0=清醒　1=嗜睡　2=昏睡或反应迟钝　3=仅有反射活或自发反应，或完全无反应
1b 意识水平提问	0=正确　1=正确回答一个　2=两个都不正确或不能说
1c 意识水平指令	0=正确　1=正确完成一个　2=都不正确
2 凝视	0=正常　1=部分凝视障碍　2=被动凝视或完全凝视障碍
3 视野	0=无视野缺失　1=部分偏盲　2=完全偏盲　3=双侧偏（全盲，包括皮质盲）
4 面瘫	0=正常　1=最小　2=部分　3=完全
5 上肢运动　左　右	0=于要求位置坚持10s　1=上肢能抬起，不能维持10s　能对抗一些重力　3=不能抗重力，上肢快速下落　4=无动　9=截肢或关节融合，5a左上肢，5b右上肢
6 下肢运动　左　右	0=于要求位置坚持5s　1=5s未落下，不撞击床　2=5s内快落下，可抗重力　3=快速下落，不能抗重力　4=无动　9=截肢或关节融合，6a左下肢，6b右下肢
7 共济失调	0=没有共济失调　1=一个肢体有　2=两个肢体有
8 感觉	0=正常　1=轻度到中度　2=严重到完全感觉缺失
9 感觉	0=正常　1=轻度到中度　2=严重失语　3=哑或完全失语
10 构音障碍	0=正常　1=轻度到中度　2=言语不清　9=气管插管或其物理障碍
11 忽视症	0=没有忽视症　1=视触听空间感或个人的忽视　2=严重偏身忽视
总分	
血压	

前	15min	30min	45min	60min	75min	90min	105min	120min

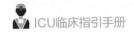

原发性蛛网膜下腔出血治疗指引

原发性蛛网膜下腔出血 (spontaneous subarachnoid hemorrhage，SAH)最常见的原因是颅内动脉瘤破裂。发病率随着年龄的增大而升高（40～60岁），目前有年轻化趋势。危险因素包括：高血压、吸烟、过量饮酒及拟交感神经药物的应用。有研究表明，SAH的院内死亡率是18%，其中42%发生脑死亡，早期发现、早期治疗至关重要。

一、分级

原发性蛛网膜下腔出血常采用的分级法见表6-4。

表6-4　原发性蛛网膜下腔出血分级法

级别	*Hunt-Hess 分级法	WFNS（神经外科基本评分）分级法
I 级	无症状或轻微头痛及轻度颈强直	GCS评分15
II 级	中度至重度头痛 颈强直 除有颅神经麻痹外，无其他神经功能缺失	GCS评分13~14, 无神经功能缺失
III 级	倦睡 意识模糊 轻微的局灶性神经功能缺失	GCS评分13~14, 伴神经功能缺失

（续表）

级别	*Hunt–Hess 分级法	WFNS（神经外科基本评分）分级法
IV级	木僵 中度或重度偏侧不全麻痹 早期去大脑强直及植物神经系统功能障碍	GCS评分7~12
V级	深昏迷 去大脑强直 濒死状态	GCS评分3~6

注：* 若有严重的全身性疾病，如高血压、糖尿病、严重动脉硬化、慢性肺病及动脉造影有严重血管痉挛，需增加一级。

二、临床表现

（1）头痛　突然的剧烈头痛，清醒患者往往形容自己的头痛症状就像"炸裂样"或是"电击样"。

（2）伴以呕吐、意识不清、抽搐、大量出汗等，严重者可致昏迷及各种不同程度的神经功能障碍，如失语、偏瘫、偏侧感觉障碍及偏盲等。

三、诊断方法

（1）CT（首选）　几乎所有新发SAH（第1天）都可以经头颅CT发现，而1周后的SAH行头颅MR检查可能更适合。颅脑CTA对于破裂动脉瘤的发现和定位的敏感度与特异性分别为0.77 ~ 0.97和0.87 ~ 1.00。

（2）脑脊液检查　最初2 ~ 3周的正常脑脊液可以排除SAH。

四、诊治流程（附件）

治疗目的：减少脑部损害，防止再出血，预防及治疗血管痉挛、脑积水等并发症，降低死亡率和致残率。

1. 减少脑部损害

（1）气道–呼吸–循环　监测生命体征和神经系统体征变化，保持气道通畅，维持呼吸、循环稳定。

（2）降低颅内压　将患者床头抬高30°～45°，如患者出现颅高压表现（双侧瞳孔不等大，对光反应消失），即刻与神经外科沟通，看是否需手术减压治疗。必要时可使用少量20%甘露醇降颅压〔用法：0.5～1g/kg，静脉注射，6～8h 1次，仅建议使用2～3天，必须监测血浆渗透压，并保证血浆渗透压<320mOsm/（kg·H$_2$O）〕。

2. 防治再出血

（1）尽早与神经外科沟通，尽快（72h内）对症处理颅内动脉瘤破裂，实施开颅夹闭手术或血管内介入栓塞治疗。

（2）控制血压，收缩压<160mmHg，血压目标必须考虑到患者的年龄及既往血压。

3. 脑积水治疗　SAH患者的急性期，约有20%患者出现GCS评分下降，此时应立即行头颅CT检查，同时与神经外科医师讨论下一步诊疗计划。

（1）脑室外引流（external ventricular drainage，EVD）。

（2）腰大池引流（lumbar puncture）。

（3）脑室腹腔引流（ventriculo–peritoneal shunt）。

4. 预防及治疗脑血管痉挛

（1）容量管理　入量2 500~3 000mL/d。

（2）维持正常血容量。

（3）尼莫地平　60mg，鼻饲，4h 1 次（首选）；或30mg，微量泵维持24h（适用于未开始鼻饲的患者）。

（4）监测经颅多普勒超声，尽可能在出血后第2天、第3天、第4天进行监测。

（5）高血压及高血容量治疗是没有依据的。

（6）如存在脑血管痉挛（表6-5），确保患者正常血容量及适当补充钠的同时，与神经外科讨论下一步诊疗计划，如CTA、脑血管成形术等。

表6-5　脑血管痉挛分级

血管痉挛分级	轻度	中度	重度	有临床意义
大脑中动脉（MCA）平均血流速度/cm·s^{-1}	120	120~200	>200	24h内增加50
大脑中动脉（MCA）狭窄程度/%	<25	25~50	>50	

5. 一般处理

（1）安静卧床，避免激动及用力，保持大便通畅，可对症应用镇静、止咳及抗癫痫类药物。

（2）留置导尿管监测患者出入量。

（3）维持患者血糖<10mmol/L。

（4）控制疼痛　首选对乙酰氨基酚（500m，口服，6h

1次），曲马多用于严重疼痛患者，避免使用阿司匹林。

（5）预防下肢深静脉血栓（DVT） 低分子肝素仅用于动脉瘤已经夹闭或栓塞后。

（6）抗癫痫药物 无确切使用证据。

（7）激素 无确切使用证据。

（8）氨甲环酸（1.0g，静脉注射，6~8h1次）能暂时缓解出血，可考虑使用。

（唐泽君　金　珺）

参考文献

[1] CONNOLLY ES JR. Guidelines for the management of aneurysmal subarachnoid hemorrhage: a guideline for healthcare professionals from the American Heart Association/American Stroke Association[J]. Stroke，2012，43(6): 1711-1737.

[2] J MAX FINDLAY. Cerebral vasospasm: a review[J]. Can J Nearol Sci，2015，00:1-18.

[3] LANTIGUA H. Subarachnoid hemorrhage: who dies, and why?[J]. Critical Care，2015，19: 309.

[4] STEINER T. European Stroke Organisation guidelines for management of intracranial aneurysms and subarachnoid haemorrhage[J]. Cerebrovasc Dis，2013, 35 (2): 93-112.

[5] GERMANS MR. Ultra-early tranexamic acid after subarachnoid hemorrhage (ULTRA): study protocol for a randomized controlled trial[J]. Trials，2013, 14: 143.

[6] RIGAMONTI A. Transcranial Doppler monitoring in subarachnoid hemorrhage: a critical tool in critical care[J]. Can J Anesth，2008, 55(2): 112–123.

附件 SAH诊治流程（图6-2）

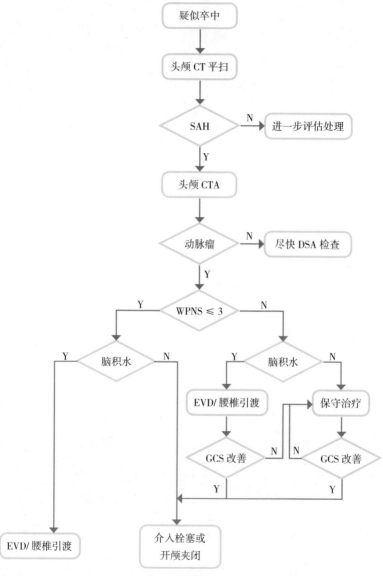

蛛网膜下腔出血诊治流程

图6-2 SAH诊治流程

279

血液净化

连续肾脏代替治疗抗凝指引

连续肾脏代替治疗（continuous renal replacement therapy, CRRT）体外抗凝是CRRT治疗过程中，延长滤器使用时间及提高治疗效果非常重要的一部分。

使用CRRT抗凝治疗单前必须由高年资医生进行确认。

一、抗凝种类

（1）4%抗凝用枸橼酸钠(首选)。

（2）普通肝素钠。

（3）低分子肝素。

（4）无抗凝。

（5）其他　如：阿加曲班、萘莫司他等。

二、4%抗凝用枸橼酸钠抗凝

通过CRRT管路动脉端输入枸橼酸钠，与滤器血液中游离 Ca^{2+} 结合成难以离解的可溶性复合物枸橼酸钙，使体外血液中有活性的 Ca^{2+} 明显减少，达到充分的体外抗凝作用。管路静脉端补充钙剂以免发生低钙血症。

1. 适应证

（1）活动性出血。

（2）近期术后、外伤。

（3）颅内出血。

（4）出血倾向。

（5）有肝素抗凝禁忌(例如：肝素诱导血小板减少症)。

2. 禁忌证

（1）严重休克。

（2）严重肝功能衰竭，胆红素升高＞正常值2倍。

（3）枸橼酸过敏或代谢异常。

3. 特殊注意事项

（1）将枸橼酸钠抗凝剂经输液泵连接在血液滤过管路动脉端，即血泵前，越接近患者越好。

（2）将10%葡萄糖酸钙经微量泵连接至血液滤过管路静脉端，即静脉壶后。

（3）速度与剂量设定

1）常规情况下选择后稀释模式，置换液流速1 800mL/h。

2）血流速度150mL/min（不建议随意调整血流速度）。

3）4%枸橼酸钠速度200mL/h（不建议随意调整枸橼酸钠速度）。

4）补充钙剂初始速度12mL/h。

5）上机2h后监测动脉血气分析中Ca^{2+}浓度，随后首24h内每4h监测1次，24h后6~8h监测1次，动态调整管路静脉端补充钙剂速度（表7-1）。

表7-1　动脉血离子钙与静脉补钙调整方案

动脉血离子钙（mmol/L）	10%葡萄糖酸钙速度调整
＞1.45mmol/L	下调6mL/h
1.21 ~ 1.45mmol/L	下调3mL/h
1.0 ~ 1.2mmol/L	不变
0.9 ~ 1.0mmol/L	上调3mL/h
＜0.9mmol/L	20mL推注（20min），上调6mL/h

（4）并发症

1）枸橼酸中毒　总钙与离子钙比值＞2.5，当持续增加葡萄糖酸钙剂量而离子钙水平仍然低于正常，代谢性酸中毒持续加重须警惕。

2）组织坏死　钙剂经血管外渗，须在使用前确保血管通畅。

3）低钙血症。

三、普通肝素钠

普通肝素用于CRRT抗凝治疗已经很多年，肝素起效时间为3 ~ 5min，半衰期为2 ~ 4h，肝素抗凝为全身抗凝，会增加出血风险。在使用肝素抗凝治疗期间，需定期抽血监测凝血功能及血小板数量（肝素可以诱导血小板减少）。虽然肝素的抗凝作用可以用鱼精蛋白对抗，但现在不推荐使用鱼精蛋白对抗局部普通肝素的抗凝。

1. **禁忌证**

（1）APTT＞正常值2倍。

（2）INR＞正常值2倍。

（3）血小板＜50×10^9/L。

（4）48h内有手术史。

（5）24h内有出血史。

（6）肝素诱导血小板减少症。

2. **治疗剂量**

（1）首剂　10～15U/kg(如患者有出血高风险可减至半量或不给首剂）。

（2）微量泵维持　0～20U/（kg·h）。

详细抗凝剂量调整方案见P288"连续肾脏代替治疗肝素抗凝指引"。

四、低分子肝素

低分子肝素是通过阻断Xa因子作用，而起到全身抗凝作用。在滤器使用时间相同的情况下，低分子肝素导致肝素诱导血小板减少的风险比普通肝素低。尽管在使用低分子肝素抗凝时不需要常规监测，但仍然存在出血风险，而且血液中抗Xa因子水平不容易监测。

1. **治疗剂量**

（1）首剂　低分子肝素1 000～2 000U。

（2）微量泵维持　400～800U/h。

2. **治疗目标**　抗Xa因子活性0.2～0.4U/mL。

五、无抗凝治疗

在CRRT治疗过程中不使用任何抗凝药物。为了防止体外循环凝血，每隔30min使用100mL生理盐水冲洗滤器。无抗凝治疗时，滤器使用寿命短，因此除非患者不适合使用任何一种抗凝模式时（例如：肝功能衰竭、重度感染性休克等），才选择无抗凝治疗模式。

无抗凝治疗时，延长滤器使用时间的方法：

（1）加快血流量（＞200mL/min）。

（2）降低滤过分数（＜25%）。

（3）使用大号血滤管。

（4）使用表面积较小的透析器。

（5）使用CVVH pre-post模式。

（唐泽君　田　霖）

参考文献

[1] OSTERMANN M, DICKIE H, TOVEV L, et al. Heparin algorithm for anticoagulation during continuous renal replacement therapy[J]. Critical Care, 2010, 14(3): 419.

[2] BRAIN M, WINSON E, ROODENBURG O, et al. Non anti-coagulant factors associated with filter life in continuous renal replacement therapy (CRRT): a systematic review and meta-analysis[J]. BMC Nephrol, 2017, 18(1): 69.

[3] MORABITO S, PISTOLESI V, TRITAPEPE L, et al. Continuous

venovenous hemodiafiltration with a low citrate dose regional anticoag
ulation protocol and a phosphate-containing solution: effects on acid–
base status and phosphate supplementation needs[J]. BMC Nephrol,
2013, 14: 232.

[4] RONCO P. Kidney Int Supplement[J]. Official Journal of the
International Society of Nephrology , 2012, 2: 8-12.

[5] JAMES M F, ROCHE AM. Dose-response relationship between
plasma ionized calcium concentration and thrombelastography[J].
J-Cardiotho-rac-Vasc-Anesth, 2004, 18(5): 581-586.

[6] LINK A. Linketal[J].Critical Care, 2012, 16(3): R97

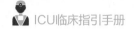

连续肾脏代替治疗肝素抗凝指引

为规范CRRT肝素抗凝治疗方案，提高临床安全性，结合ICU临床实际工作，参考文献资料，阅读相关指南，制定该CRRT肝素抗凝指引。

一、原理

普通肝素是目前CRRT使用最多的抗凝药物之一，通过在CRRT治疗期间持续静脉泵入患者体内，通过AT-Ⅲ抑制凝血酶及Ⅸ、Ⅹ、Ⅺ、Ⅻ因子活性达到抗凝作用。

二、适应证与禁忌证

1. 适应证

（1）无活动性出血。

（2）凝血功能正常。

（3）血小板$>50 \times 10^9$/L。

2. 相对禁忌证

（1）未经治疗的血友病和其他出血性疾病。

（2）血小板$<50 \times 10^9$/L。

（3）消化性溃疡。

（4）新近脑出血。

（5）严重高血压。

（6）严重肝病、食管静脉曲张。

（7）严重创伤。

（8）新近神经外科手术和眼部手术。

（9）肝素诱导血小板减少症（HIT）病史。

（10）治疗剂量肝素不能用于脊椎和硬膜外麻醉的患者。

（11）APTT＞正常值2倍。

（12）＜48h内接受过手术。

（13）AT–Ⅲ缺乏。

三、药品及设备准备

（1）普通肝素配制　肝素钠25 000U+0.9%氯化钠250mL（即100U/mL）。

（2）5%碳酸氢钠　250mL/袋。

（3）血液净化置换液　4 000mL/袋。

（4）费森尤斯血液净化仪器及配套管路。

（5）金宝血液滤过管。

四、操作流程

第1步：治疗模式及参数选择。

第2步：管路预冲。

第3步：管路连接（附件1）。

第4步：速度与剂量设定。

（1）设定模式　CVVH pre-post模式，前后置换液治疗量各2 000mL/h，也可根据患者治疗情况调整前后稀释比例（建议前稀释治疗量大于后稀释治疗量）。

（2）设定血流速度　100～200mL/min（建议初始治疗可设置为80～100mL/min，如患者生命体征稳定，可逐渐增加血流量至200mL/min）。

（3）设定肝素抗凝剂量、速度（附件2）。

（唐泽君　田　霖）

参考文献

[1] MARLIES OSTERMANN. Heparin algorithm for anticoagulation during continuous renal replacement therapy[J]. Critical Care，2010，14(3): 419.

[2] PIERRE RONCO. Kidney Int Supplement[J]. Official Journal of the International Society of Nephrology, 2012, 2: 8-12.

[3] JAMES MF. Dose-response relationship between plasma ionized calcium concentration and thrombelastography[J]. J-Cardiotho-rac-Vasc-Anesth, 2004, 18(5): 581-586.

[4] A LINK. Linketal[J].Critical Care, 2012, 16(3): R97

[5]THE INTENSIVE CARE SOCIETY. Standards and recommendation for the provision of renal replacment therapy on intensive care units in the United Kingdom[J]. The Intensive Care Society, 2012.

附件1　管路连接图（图7-1）

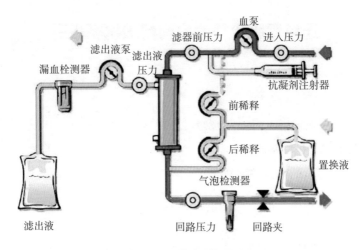

图7-1　管路连接图

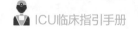
连续肾脏代替治疗枸橼酸抗凝指引

　　为规范CRRT体外枸橼酸抗凝治疗方案，提高临床安全性，结合ICU临床实际工作，参考文献资料，阅读相关指南，制定该CRRT枸橼酸抗凝指引。

一、原理

　　通过CRRT管路动脉端输入枸橼酸钠，与滤器血液中游离钙离子结合成难以离解的可溶性复合物枸橼酸钙，使体外血液中有活性的钙离子明显减少，达到充分的体外抗凝作用。管路静脉端补充钙剂以免发生低钙血症。

二、适应证与禁忌证

　　2012年KDIGO指南：如果没有枸橼酸禁忌，无出血高危或凝血功能障碍及有出血高危患者，CRRT期间均推荐使用局部枸橼酸抗凝。

1. 适应证

　　（1）活动性出血。

　　（2）近期术后、外伤。

　　（3）颅内出血。

（4）出血倾向。

（5）有肝素抗凝禁忌（如：肝素诱导血小板减少症）。

2. 禁忌证

（1）严重休克。

（2）严重肝功能衰竭，胆红素升高＞正常值2倍。

（3）枸橼酸过敏或代谢异常。

三、药品及设备准备

（1）4%枸橼酸钠（200mL:8g/袋）。

（2）10%葡萄糖酸钙。

（3）血液净化置换液（4 000mL/袋）。

（4）费森尤斯血液净化仪器及配套管路。

四、操作流程

第1步：治疗模式及参数选择（CVVH后稀释）。

第2步：管路预冲。

第3步：管路连接

（1）将枸橼酸钠抗凝剂经输液泵连接在血液滤过管路动脉端，即血泵前，越接近患者越好（如图7-3红色箭头所示）。

（2）将10%葡萄糖酸钙经微量泵连接至血滤管路静脉端（如图7-4红色箭头所示）。

第4步：速度与剂量设定

（1）常规情况下选择后稀释模式，置换液流速1 800mL/h。

（2）血流速度150mL/min（不建议随意调整血流速度）。

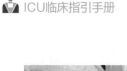

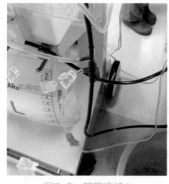

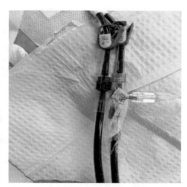

图7-3　管路连接1	图7-4　管路连接2

（3）4%枸橼酸钠速度200mL/h（不建议随意调整枸橼酸钠速度）。

（4）补充钙剂初始速度12mL/h（不能作为固定剂量使用）。

第5步：监测离子钙浓度

（1）使动脉血标本的离子钙维持在1.0～1.2mmol/L。

（2）监测方法　上机2h后监测动脉血气分析中离子钙浓度，随后首24h内4h监测1次，24h后6～8h监测1次，动态调整管路静脉端补充钙剂速度，每天清晨检测总钙浓度。

第6步：静脉补钙速度调整，方案见表7-2。

表7-2　动脉血离子钙与静脉补钙速度调整方案

动脉血离子钙（mmol/L）	10%葡萄糖酸钙速度调整
>1.45mmol/L	下调6mL/h
1.21～1.45mmol/L	下调3mL/h

（续表）

动脉血离子钙（mmol/L）	10%葡萄糖酸钙速度调整
1.0 ~ 1.2mmol/L	不变
0.9 ~ 1.0mmol/L	上调3mL/h
<0.9mmol/L	20mL推注（20min），上调6mL/h

五、技术要点

（1）CRRT开始前（2h内）测定基础离子钙浓度，若离子钙<1.0mmol/L，考虑在CRRT开始前静脉泵注钙。

（2）每次更换管路后1 ~ 2h应监测离子钙浓度。

（3）血泵停止超过3min，须关闭枸橼酸泵及静脉钙泵，防止枸橼酸及过量的钙进入患者体内。

（4）任何原因（如诊断、更换导管、手术、凝血或更换管路等）停止CRRT，在重新开始时，按照停止前枸橼酸钠及钙剂的速度设置。

六、并发症及处理方法

1. 代谢性碱中毒

（1）主要原因

1）肝功能障碍。

2）碱负荷过多（HCO_3^-增加>10mmol/L）。

3）枸橼酸螯合物进入体内转化为HCO_3^-（每10mL4%枸橼酸钠将代谢出7mL5%碳酸氢钠）。

4）置换液中5%碳酸氢钠输入过量。

（2）处理方法

1）确认枸橼酸钠输注部位是否正确，有无直接进入患者体内。

2）调节碳酸氢钠速度。

3）保证有效抗凝状态下，降低枸橼酸钠泵速25%，2～4h后测定HCO_3^-，若测定结果仍高于正常，再次降低枸橼酸钠泵速25%。

2. 高钠血症

（1）血Na^+上升超过10mmol/L或血Na^+＞155mmol/L。

（2）处理方法

1）确认枸橼酸钠输注部位是否正确，有无直接进入患者体内。

2）保证有效抗凝状态下，降低枸橼酸钠泵速25%，2～4h后测定血Na^+，若测定结果仍高于正常，可输5%葡萄糖注射液。

3. 低钙血症

（1）主要原因　没有补充足够的钙剂。

（2）处理方法　静脉推注10%葡萄糖酸钙20mL+10%葡萄糖20mL。

4. 高钙血症　总钙增加，而游离钙不变或降低（总钙/游离钙＞2.5）。

主要原因：枸橼酸钙复合物积聚、严重肝衰竭（罕见）。

5. 枸橼酸蓄积

（1）主要原因

1）枸橼酸负荷超过肝脏代谢及CRRT清除能力。

2）大量输血。

（2）处理方法

1）确认枸橼酸钠输注部位是否正确，有无直接进入患者体内。

2）适当降低血流速度，以降低枸橼酸蓄积。

3）降低或停止枸橼酸钠10~30min后，按照停止前70%的速度设置。

（唐泽君　田　霖）

参考文献

[1] MATTHEW BRAIN. Non anti-coagulant factors associated with filter life in continuous renal replacement therapy (CRRT): a systematic review and meta-analysis[J]. BMC Nephrol, 2017, 18(1): 69.

[2] SANTO MORABITO. Continuous venovenous hemodiafiltration with a low citrate dose regional anticoagulation protocol and a phosphate-containing solution: effects on acid–base status and phosphate supplementation needs[J]. BMC Nephrol, 2013, 14: 232.

[3] KDIGO. Summary of Recommendation Statements[J]. Kidney International Supplements，2012，2:8-12.

[4] JAMES MF. Dose-response relationship between plasma ionized calcium concentration and thrombelastography[J]. J-Cardiotho-rac-Vasc-Anesth, 2004, 18(5): 581-586.

[5] A LINK. Linketal[J].Critical Care，2012，16(3):R97

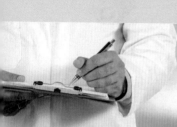

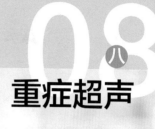

08

八

重症超声

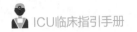

床旁超声机使用指引

ICU 床旁超声检查已发展为治疗危重患者的重要环节之一。ICU 医生需要接受专业培训、考核后，才可为危重患者做超声检查，也需要在检查过程中发现问题、处理问题，必要时安排超声科完成正式检查报告。

一、超声机准备

（1）开关机　长按触板开关键，面板所有指示灯亮起，即为开机。使用完毕，按待机键或开关机键。电源保持充电状态。

（2）录入患者信息　输入医疗记录号（medical record number, MRN）。格式：日期+时间+ICU+床号。如：20XX年0X月0X日0X点0X时，为ICU 0X床行床旁超声检查，即MRN为20XX0X0X0X0XICU0X。输入患者姓名，以英文名输入，如：王二小，即WANG ERXIAO。输入患者住院号，如：AH5555555。输入检查者姓名，如：张三，即ZHANG SAN。

（3）选择探头类型，如：S4-2；检查部位：心脏。

（4）按2D键开始检查。

二、患者准备

（1）向清醒患者解释操作的必要性，取得知情同意。

（2）隐私保护 拉床帘，暴露操作区域皮肤。

（3）体位 摆放合适的操作体位。

三、技术

获取图像过程，通过标准动作逐步优化图像显示（图8-1），包括：

（1）滑（sliding） 在皮肤上滑动，以重新获得探头位置。

（2）转（rotating） 在某一定位点，沿探头中轴线转动，其动作类似拧螺丝钉。

（3）倾（tilting） 在某一定位点，倾斜探头以获得不同

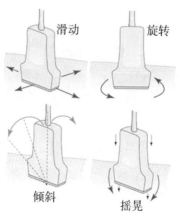

滑动　　　旋转

倾斜　　　摇晃

图8-1 优化图像方法

切面，如：获取胸骨旁短轴后，倾斜探头，取得二尖瓣水平切面、乳头肌切面、心尖切面等。

（4）摇（rocking） 在某一切面时，为调整图像质量，可沿探头标记点方向摇动探头，获取合适的图像。

四、存取图像要点及内容

1. 要点

（1）当获取正确切面图像后，固定探头，按"Acquire"键，获取动态图像。

（2）获取静态图像（如收缩末期或舒张末期），可先按"Freeze"键，移动时间轴，选取正确图像后按"Acquire"键，存储静态图像。

2. 内容

（1）心脏超声 心脏5切面动态图，即：胸骨旁长轴、胸骨旁短轴、心尖四腔心、剑突下四腔心、剑突下下腔静脉。

（2）腹部超声 创伤重点超声评估法（FAST）4切面动态图，即：剑突下心包腔、肝肾间隙、脾肾间隙、盆腔。

五、结束操作及消毒

（1）结束 按"New patient"键，点"结束检查"，即可存储此次检查的所有检查图像。擦净患者身上耦合剂，整理患者衣褥。

（2）用专用消毒湿巾消毒探头及线缆。将探头挂至超声机指定位置，收纳线缆，避免缠绕、接触地面。

六、查询既往图像

开机后，按"2D"键，使超声机处于检查状态，按
"Review"键，进入存储状态查询界面。按屏幕"磁盘"标识
按钮即可获得检查列表。在查询框内输入患者姓名/住院号等
信息进行查询。

七、注意事项

（1）为方便日后查询既往图像，请于检查开始前录入患
者信息。

（2）检查开始前，按"Freeze"键，使探头处于待用状
态，延长探头寿命。

（3）检查结束后，按"结束检查"，避免在一个检查目
录下混淆多个患者检查图像。如开机后发现屏幕为上一个患
者检查图像，先按"结束检查"，再录入新患者信息。

（4）如获取图像不理想，可请科室经验丰富的医生帮助。

（5）如发现重大问题，可安排超声科完成正式检查报告。

（6）存储图像由ICU保管，未经ICU主管批准，不得擅自
拷贝。

（朱　杰）

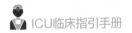
参考文献

[1] SD SOLOMON. Essential Echocardiography[J]. Humana Press，2007, 73(1): 185.

[2] MOORE CHRISTOPHER L. Point of Care Ultrasound[J]. N Engl J Med, 2011, 364: 749-757.

心脏超声操作指引

一、目的

ICU 床旁超声检查已是治疗危重患者的重要环节之一。重症患者床旁心脏超声评估可为重症患者提供重要的治疗资料，如心脏功能、容量状态及心包积液等。ICU 医生需要接受专业培训、考核后，才可为危重患者做超声检查，也需要在检查过程中发现问题、处理问题，必要时安排超声科完成正式检查报告。

二、适应证

（1）评估心脏功能。

（2）任何原因导致的循环障碍。

（3）动态监测血流动力学。

三、患者准备

（1）向清醒患者解释操作的必要性，取得知情同意。

（2）隐私保护　拉床帘，暴露心前区。

（3）体位　剑突下平面取平卧位，其余平面取左侧卧位30°~45°。

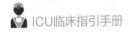

四、心脏重症超声必备切面及图像质量优化方法

1. 胸骨旁切面

（1）长轴。

（2）短轴。

2. 心尖切面

（1）四腔心。

（2）五腔心。

3. 剑突下切面

（1）四腔心。

（2）下腔静脉。

五、心脏基础切面

1. 胸骨旁切面（parasternal views）

（1）胸骨旁长轴（PSLAX）　见图8-2、图8-3。

定位：胸骨左缘3/4肋间，探头标记点指向检查者右肩。

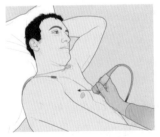

图8-2　患者取左侧卧位45°，
探头标记点向右肩

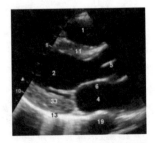

图8-3　胸骨旁左室长轴切面

1.右心室；2.左心室；4.左心房；5.主动
脉瓣；6.二尖瓣；11.室间隔；13.心包；
19.降主动脉；33.左心室后壁

深度：可见到降主动脉的最浅深度。

（2）胸骨旁短轴（PSSAX） 见图8-4、图8-5。

定位：在胸骨旁长轴切面，顺时针旋转90°，探头标记点指向患者左肩。

深度：可看到完整左室短轴图像的最浅深度。

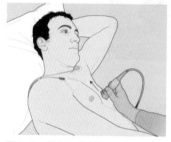

图8-4 患者取左侧卧位45°，探头标记点指向左肩。

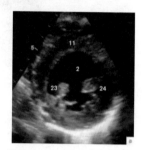

图8-5 胸骨旁左室长轴切面（乳头肌水平）

2. 左心室腔；11. 室间隔；23、24. 乳头肌

2. 心尖切面（apex views）

（1）四腔心（A4C） 见图8-6、图8-7。

定位：胸骨旁长轴切面沿左心室向心尖滑动，当心尖刚刚消失，将探头顺时针旋转90°，探头标记点向左肩。

深度：可看到完整四腔心图像的最浅深度。

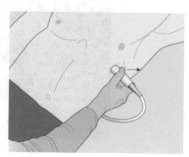

图8-6 患者取左侧卧位45°，探头标记点向左肩

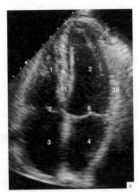

图8-7　心尖四腔心切面（A4C）

1.右心室；2.左心室；3.右心房；4.左心房；6.二尖瓣；

7.三尖瓣；11.室间隔

（2）心尖五腔心（A5C）　见图8-8。

定位：心尖四腔心切面位置，轻轻上调探头（压低探头尾部），同时看到主动脉瓣及左室流出道。

深度：同心尖四腔心。

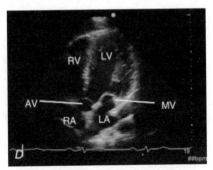

图8-8　心尖五腔心切面（A5C）

RV.右心室；LV.左心室；RA.右心房；

LA.左心房；MV.二尖瓣；AV.主动脉瓣。

3. 剑突下平面（subcostal views）

（1）剑突下四腔心　见图8-9、图8-10。

定位：剑突下水平方向滑动，探头标记点指向左肩。

深度：可看到完整剑突下四腔心的最浅深度。

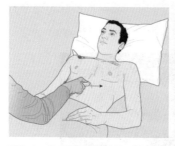

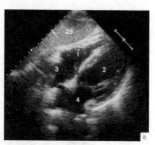

图8-9　患者取平卧位，探头标记点指向左肩

图8-10　剑突下四腔心切面
1. 右心室；2. 左心室；3. 右心房；4. 左心房；29. 肝脏

（2）剑突下下腔静脉（IVC）　见图8-11。

定位：剑突下四腔心切面，逆时针旋转探头，完整显示下腔静脉。

深度：可完整显示剑突下下腔静脉。

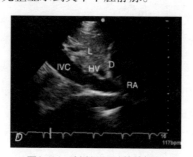

图8-11　剑突下下腔静脉切面

D. 膈肌；L. 肝脏；HV. 肝静脉；RA. 右心房；IVC. 下腔静脉

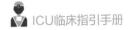
六、心排出量测量（CO）

（1）取胸骨旁长轴切面，观察瓣叶活动，确定有无主动脉瓣狭窄。

（2）收缩期冻结图像，拖动时间轴至主动脉瓣完全打开时，于主动脉瓣根部测量左室流出道直径（图8-12）。

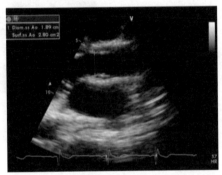

图8-12　左室长轴放大图，显示左室流出道，测量主动脉瓣根部直径

（3）获取心尖五腔心。

（4）将探测点放至主动脉瓣以下，取样容积在2～4mm，选取脉冲波多普勒（PW）（图8-13）。

（5）记录左室流出道血流速度，冻结图像。描记速度最大的血流频谱。机器会计算出速度-时间积分（VTI，cm）。速度-时间积分指心脏收缩期红细胞搏出位移。当搏出位移乘以左室流出道横截面积（假设左室流出道为柱形，通过主动脉直径计算其面积）进而获得每搏量。反复测量3～5个心动周期（在1次呼吸内），得出每搏量的平均值（图8-14）。

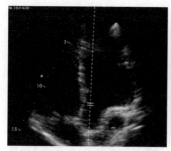

图8-13　心尖五腔心切面，取样点在主动脉瓣下，取样容积2~4mm，点PW测量

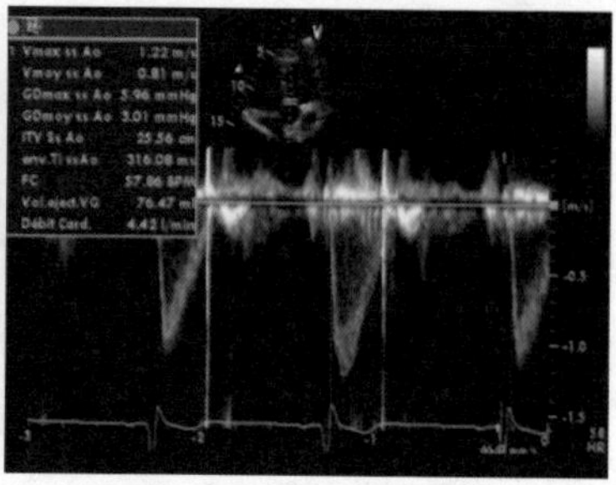

图8-14　描记速度-时间积分

（6）每搏量平均值（mL/次）乘以心律（次/分）即可获得心排出量（mL/min）。

七、左室收缩功能测量

（1）一维法测量（M超）　于胸骨旁左室长轴、短轴，取样线通过室间隔，靠近乳头肌，选择M-mode。通过测量舒张期及收缩期左心室直径，估算射血分数。此法仅能反映左室基底部收缩功能（图8-15）。

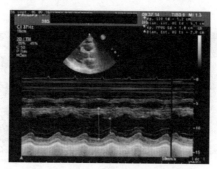

图8-15　一维法

（2）二维法（Simpson法） 于心尖四腔心或两腔心平面，测量收缩末期和舒张末期左室内膜面积变化，估测射血分数（图8-16）。

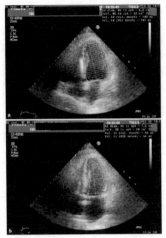

八、肺动脉收缩压测量

（1）取心尖四腔心切面，打开Color，确定三尖瓣反流（图8-17）。

图8-16 Simpson法：上图为舒张末期，下图为收缩末期左室内膜面积描绘曲线

（2）将取样线置于反流束最多处/三尖瓣瓣口，点击CW。

（3）获取三尖瓣反流频谱，点击Measure，将测量点置于频谱最低点，测量三尖瓣反流速度峰值，机器通过Bernoulli公式（$P=4V^2$）计算压力。

（4）取剑突下下腔静脉切面，测量下腔静脉宽度及变异率，估测中心静脉压。

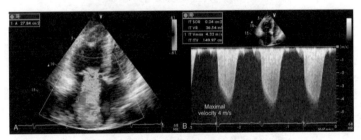

图8-17 三尖瓣反流及峰值测量

（5）肺动脉收缩压=4V^2+CVP，V是三尖瓣反流速度峰值，CVP是中心静脉压。

九、快速床旁心脏超声评估休克患者操作流程

（1）剑突下四腔心 排除心包积液、心脏压塞，评估下腔静脉宽度、吸气变异率，估测右房压（附件1）。

（2）胸骨旁切面 评估收缩功能、容量状态（如有Kiss征，表明容量严重不足）。

（3）心尖四腔心 观察室间隔运动情况。如左、右心室面积基本相等，则存在右室高压，可能存在梗阻性休克（附件2）。

（4）综合以上切面，可判断患者是否存在心源性休克。

（5）通过以上判断，如没有严重异常征象，则考虑分布性休克。

（朱 杰）

参考文献

[1] SD SOLOMON. Essential Echocardiography[J]. Humana Press，2007, 73(1): 185.

[2] MOORE, CHRISTOPHER L. Point of Care Ultrasound[J]. N Engl J Med，2011, 364: 749-757.

[3] DD BACKER. Hemodynamic monitoring using echocardiography in the critically ill[M]. Berlin：Springer, 2011.

附件1　下腔静脉宽度、吸气变异率与右房压的关系（表8-1）

表8-1　下腔静脉宽度、吸气变异率与右房压的关系

右 房 压	正常（0~5mmHg）
下腔静脉宽度	≤2.1cm
吸气变异率	>50%

附件2　心脏彩超正常值（仅供参考）（表8-2至表8-4）

表8-2　左 心 测 量

	女　　性			
	参考范围	轻度异常	中度异常	重度异常
LVWT /mm	6~9	10~12	13~15	≥16
LVEDD /mm	39~53	54~57	58~61	≥62
LVDV /mL	56~104	105~117	118~130	≥131
LAD $_{AP\,PLAX}$ /mm	27~38	39~42	43~46	≥47
LAA $_{A4C}$ /cm^2	≤20	20~30	30~40	≥41
LAV $_{A4C}$ /cm^3	22~52	53~62	63~72	≥73

注：LVWT: left ventricular end-diastolic wall thickness, including interventricular septum and inferolateral (posterior) wall［左室舒张末期室壁厚度，包括室间隔和下侧壁（后壁）］。

　　LVEDD: left ventricular end-diastolic diameter（左室舒张末期直径）。

　　LVDV: left ventricular end-diastolic volume（左室舒张末期容积）。

　　LAD $_{AP\,PLAX}$: left atrial end-systolic anteroposterior diameter; parasternal long-axis view（左房收缩末期前后径，胸骨旁长轴切面）。

中等（5~10）mmHg		高（15mmHg）
≤2.1cm	>2.1cm	>2.1cm
<50%	>50%	<50%

男　　性			
参考范围	轻度异常	中度异常	重度异常
6~10	11~13	14~16	≥17
42~59	60~63	64~68	≥69
67~155	156~178	179~201	≥202
30~40	41~46	47~52	≥52
≥20	20~30	30~40	≥41
18~58	59~68	69~78	≥79

LAA $_{A4C}$: left atrial end-systolic area; apical 4-chamber view（左房收缩末期面积，心尖四腔心切面）。

LAV $_{A4C}$: left atrial end-systolic volume; apical 4-chamber view（左房收缩末期容积，心尖四腔心切面）。

表8-3 心功能测量

	参考范围	轻度异常	中度异常	重度异常
LVEF /%	≥55	45 ~ 54	30 ~ 44	≥29
RVFAC /%（LRL）	35			
TAPSE /mm（LRL）	16			

注：LVEF: left ventricular ejection fraction (%)（左室射血分数）。

RVFAC: right ventricular fractional area contraction（%）（右室收缩面积变化率）。

TAPSE: tricuspid annular plane systolic excursion（三尖瓣瓣环收缩运动曲线变异度）。

LRL: lower reference limit（参考范围低限）。

表8-4 右心测量

变　　量	正常值上限
RVD_{mid} /mm	35
RVD_{base} /mm	42
$RVEDA$ /cm^2	25
$RVWT_{PLAX}$ /mm	5
$RAD_{minor\ A4C}$ /mm	44
RAA_{A4C} /cm^2	18

注：RVD_{mid} : mid right ventricular end-diastolic wall diameter（右室中段舒张期直径）。

RVD_{base} : basal right ventricular end-diastolic wall diameter（右室基底部舒张期直径）。

$RVEDA_{A4C}$: right ventricular end-diastolic area; apical 4-chamber view（右室舒张末期直径，心尖四腔心切面）。

$RVWT_{PLAX}$: right ventricular end-diastolic wall thickness; parasternal long-axis view（右室舒张末期室壁厚度，胸骨旁长轴切面）。

RAD_{minor} A4C: right ventricular end-systolic diameter (minor axis); apical 4-chamber view［右室收缩末期直径（短径），心尖四腔心切面］。

RAA_{A4C} : right atrial end-systolic area; apical 4-chamber view（右房收缩末期面积，心尖四腔心切面）。

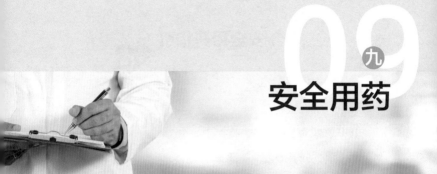

09

九

安全用药

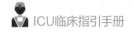

安全用药指引

ICU患者在药物治疗过程中，经常会使用微量注射泵给药，药物配制的浓度、泵速都有具体严格的要求。为保证临床用药安全，此处将ICU常用注射泵药物汇总，并规范配制方法，制定该安全用药指引（表9-1，表9-2）。

表9-1　常见抗凝药及其拮抗剂

抗凝药物	拮抗剂
维生素K_1抑制剂（华法林）	维生素K_1 凝血酶原复合物 新鲜冰冻血浆
X因子抑制剂（利伐沙班）	活性炭 活化的凝血酶原复合物 凝血酶原复合物
凝血酶抑制剂（达比加群）	活性炭 血液透析
普通肝素	鱼精蛋白

（续表）

抗 凝 药 物	拮 抗 剂
低分子肝素	鱼精蛋白 活化的重组七因子
达那肝素	活化的重组七因子
血栓溶解剂	冷沉淀 抗纤维蛋白药
抗血小板药	去氨加压素 外科紧急手术给予血小板

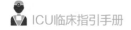

表9-2　ICU常用药物剂型、用法及注意事项

药物类型	剂型	用法
升压药物		
去甲肾上腺素10mg（5mL）+ 5%GS 45mL	2mg/mL	1～100mL/h
多巴胺200mg（20mL）+ NS 30mL	20mg/2mL	1～20mL/h
多巴酚丁胺200mg（20mL）+ NS 30mL	20mg/2mL	1～20mL/h
肾上腺素4mg（4mL）+ NS 46mL	1mg/mL	2～90mL/h
抗高血压药物		
硝酸甘油30mg（6mL）+ NS 44mL	5μg/mL	0.5～30mL/h
尼卡地平50mg（50mL）	10mg/10mL	根据血压调整
艾司洛尔5mL + NS 45mL	500mg/5mL	18～108mL/h
硝普钠50mg + 5%GS 50mL	50mg/瓶	1～18mL/h
拉贝洛尔50mg+NS 50mL	50mg/10mL	根据血压调整
抗心律失常药物		
首剂：胺碘酮150mg（3mL）+ 5%GS 100mL	150mg/3mL	首剂：>30min
维持：胺碘酮300mg（6mL）+ 5%GS 250mL		维持：12h
25%硫酸镁10mL + NS 100mL	2.5g/10mL	2g，静脉注射，2min
利多卡因1000mg（50mL）	20mg/mL	50～100mg/h
异丙肾上腺素1mg（2mL）+ 5%GS 48mL	20μg/mL	2～60mL/h
普罗帕酮	3.5mg/mL	1.5～2mg/kg 静脉注射，>10

备　注

5mL/h起

手术时发生高血压给予2～10μg/（kg·min）

高血压急症时给予0.5～6μg/（kg·min）

给予20mg/mL较10mg/mL会引起更严重的静脉刺激，包括血栓性静脉炎。20mg/mL若溢出血管可能引起严重的局部反应甚至发生皮肤坏死。应避免给予浓度＞10mg/mL以上的外周静脉给药

密切监测患者心率，哮喘患者慎用

单日剂量＜1 200mg

监测心电图Q–T间期

治疗尖端扭转型室速

负荷量：＜300mg/h

维持量：＜100mg/h

Ⅲ度房室传导阻滞，心率＜40次/分时，0.5～1mg +5％GS 200～300mL 泵入

（续表）

药 物 类 型	剂 型	用 法
控制心率药物		
美托洛尔	25mg/片	2.5～10mg，静脉注射
	1mg/mL	100～200mg/d
比索洛尔	2.5mg/片	1.25～20mg
	5mg/片	口服，1天1次
卡维地洛	6.25mg/片	3.125～50mg 口服，12h 1次
地尔硫草	30mg/片	30mg/次，口服，1天4
	10mg/支	10mg，静脉注射，持 3min
维拉帕米	240mg/片	240～480mg/d，分1～ 口服
	5mg/2mL	5～10mg，静脉注射 ＞2min
地高辛	0.25mg/片	0.062 5～0.25mg，口 1天1次
	0.5mg/2mL	0.25~0.5mg，静脉注射
去乙酰毛花苷	0.4mg/2mL	首剂0.4～0.6mg，后 2～4h可再给0.2～0.4 总量1～1.6mg
镇静、镇痛、肌松药		
丙泊酚400mg（40mL）或600mg（60mL）	10mg/mL	＜20mL/h
右美托咪定200μg（2mL）+ NS 48mL	4μg/mL	根据镇静评分调整
咪达唑仑50mg（50mL）	1mg/mL	根据镇静评分调整
依托咪酯	2mg/mL	0.15～0.3mg/kg
芬太尼0.5mg（10mL）+ NS 40mL	10μg/mL	根据镇静评分调整
吗啡50mg（5mL）+ NS 45mL	1mg/mL	1～3mL/h
琥珀胆碱	50mg/mL	1～1.5mg/kg
罗库溴铵50mg（5mL）+ NS 45mL	1mg/mL	1～2mL/h

备　注

可能出现嗜睡、头痛、外周水肿、上呼吸道症状、眩晕、低血压、心率慢，严重哮喘禁用

可能出现嗜睡、头痛、外周水肿、上呼吸道症状、眩晕、低血压、心率慢，严重哮喘禁用

可能出现头痛、头晕、胃肠道反应，LVEF<40%慎用

可能出现胃肠道反应、视物模糊、低钾血症，监测地高辛浓度

用量<3mg/（kg·h）

0.2~0.7μg/（kg·h）

0.15~0.6mg/（kg·h）

气管插管时，于30~60s内注射

滴定剂量0.01~0.03μg/（kg·h），滴定至50~100μg/（kg·h）

0.2~3mg/次

气管插管时，最高2mg/kg

<0.5μg/（kg·min）

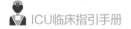

（续表）

药 物 类 型	剂 型	用 法
其他常用药物		
首剂: 丙戊酸钠0.8g + NS 50mL 维持: 丙戊酸钠0.4g + NS 50mL	0.4g/瓶	0.4g/h，8h1次
胰岛素40U + NS 40mL	1U/mL	根据血糖调整
生长抑素6mg + NS 50mL	120μg/mL	2mL/h
埃索美拉唑80mg + NS 50mL	40mg/瓶	5mL/h
万古霉素0.5～1.0g + NS 100mL	50万U/瓶	≥1h
补镁: 25%硫酸镁10mL + NS 100mL 先兆子痫: 25%硫酸镁30mL + NS 20mL	2.5g/10mL	补镁：≥1h 先兆子痫：1g/h
外周静脉: 甘油磷酸钠注射液10mL + 　　　　　5%GS 500mL 中心静脉: 甘油磷酸钠注射液10mL + 　　　　　5%GS 100mL	2.16g/10mL	外周静脉：≥4h 中心静脉：>2h
人免疫球蛋白 0.4g/kg	2.5g/50mL	30～180mL/h
肝素（6 250U/mL）4mL + NS 250mL 取50mL入泵	100U/mL	根据APTT调整 每6h监测APTT
万他维/伊洛前列素	20μg/2mL	2.5～5μg/次，吸

注：1. 以上换算默认60kg体重计量。

　　2. 去甲肾上腺素、肾上腺素以中心静脉泵入最佳。

　　3. 去甲肾上腺素、胺碘酮、硝普钠、异丙肾上腺素以5%GS配制为宜。

备 注

维持24h

消化道出血：80mg，静脉注射，>3min，后8mg/h（5mL/h）

根据GFR调整剂量，单次剂量≤2g，单日剂量≤4g，第5次使用前送检药物血药浓度

补磷

适用于IgG低的免疫抑制患者

脑梗死患者APTT维持在50~75s

监测后调整方案：

APTT<50s，1 500U，静脉注射，增加1mL/h

APTT 50~75s，无需调整

APTT 76~90s，减少1mL/h

APTT 91~110s，暂停1h后，减少1mL

APTT>110s，暂停1.5h后，减少2mL

肺动脉高压时维持剂量为2.5~5μg/次，最多45μg/d

（唐泽君　金　珺）

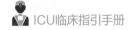

静脉液体使用指引

液体管理是危重患者必不可少的一部分，不当的液体管理会增加发病率和死亡率，因此必须重视液体管理，临床上将液体管理等同于药物管理，关注输注指征、液体种类、使用剂量和时间等。

一、输注指征

重症患者有以下3种情况需静脉输液：

1. 复苏

（1）以目标为导向，如：平均动脉压、尿量、乳酸、碱剩余等。

（2）有效性需反复评估，如：组织灌注、精神状态、呼吸情况等。

2. 维持液体

（1）一般总入量25~30mL/（kg·d），其中包括药物和营养。

（2）限制性液体策略比开放性液体策略更适用于危重症患者。

（3）液体输注剂量、时间必须详细记录在ICU护理记录单上。

3. 补充液体　不同类型的液体适用于不同的液体丢失患

者，例如：出血患者输注血制品、胃肠道丢失液体患者输注晶体液等。

二、液体种类

1. 胶体液

（1）包括白蛋白、琥珀酰明胶、羟乙基淀粉等。

（2）目前证据主张慎用白蛋白，例如：液体复苏时，白蛋白与晶体液复苏效果相当；感染性休克患者使用白蛋白可能有好处等。

2. 晶体液

包括：0.9%氯化钠、复方氯化钠、乳酸钠林格氏液、右旋糖酐等。

三、安全用药

输注液体前必须熟知每一种静脉液体的具体成分（附件1、附件2）、比例，不当的液体输注可导致患者的电解质紊乱、生化指标异常及器官功能损害。

（唐泽君　金　珺）

参考文献

[1]DANIEL DE BACKER. A continuous move toward better care of patients[J].Surviving Sepsis Campaign Guideline, 2017, 317(8): 807-808.

[2] PADHI S. Intravenous fluid therapy for adults in hospital: summary of NICE guidance[J]. BMJ, 2013, 347: 7073.

[3] VAN REGENMORTEL N. Fluid therapy before, during and after elective surgery[J]. Curr Opin Crit Care, 2014, 20(4): 390-395.

附件1 静脉液体成分表（表9-3）

表9-3 静脉液体成分表

中文药名	英文药名	规 格	Na+/mmol
乳酸钠林格注射液（500mL）	Sodium Lactate Ringer's Injection 500mL	乳酸钠 1.55g NaCl 3g KCl 0.15g CaCl$_2$·2H$_2$O 0.1g	65.1
复方氯化钠注射液（500mL）	Compound Sodium Chloride Injection（Ringer's）500mL	NaCl 4.25g KCl 0.15g CaCl$_2$ 0.165g	72.6
0.9%氯化钠注射液（500mL）	0.9% Sodium Chloride lnjection 500mL	NaCl 4.5g	75
葡萄糖氯化钠注射液（500mL）	5% Glucose and 0.9% Sodium Chloride Injection 500mL	Glucose 25g NaCl 4.5g	77
琥珀酰明胶注射液（500mL）	Succinylated Gelatin Injection 500mL	Gelatin 20g	77
5%人血白蛋白（250mL）	5% Human Albumin 250mL	Albumin 12.5g	26～40
20%人血白蛋白（50mL）	20% Human Albumin 50mL	Albumin 10g	6.5～8

K⁺ /mmol	Ca²⁺ /mmol	Mg²⁺ /mmol	Cl⁻ /mmol	HCO₃⁻ /mmol	乳糖酶 /mmol	葡萄糖 /mmol	渗透压 /mOsmol·L
2	0.7		54.7		13.8		273
2	1.5		77.6				305
			75				308
			77			126.2	560
			60				274
							277~307
0.1			0.75				277~307

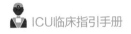
附件2　其他静脉液体成分表（表9-4）

表9-4　其他静脉液体成分表

中文药名	英文药名	规　　格
10%氯化钾注射液（10mL）	10% Potassium Chloride Injection 10mL	1g
25%硫酸镁注射液（10mL）	25% Magnesium Sulfate Injection 10mL	2.5g
5%氯化钙注射液（10mL）	5% Calcium Chloride Injection 10mL	0.5g
10%葡萄糖酸钙注射液（10mL）	10% Calcium Gluconate Injection 10mL	1g
10%浓氯化钠注射液（10mL）	10% Concentrated Sodium Chloride Injection 10mL	1g
0.9%氯化钠注射液（100mL）	0.9% Sodium Chloride Injection 100mL	0.9g
0.9%氯化钠注射液（50mL）	0.9% Sodium Chloride Injection 50mL	0.45g
葡萄糖氯化钠注射液（250mL）	5% Glucose and 0.9% Sodium Chloride Injection 250mL	Glucose 12.5g NaCl 2.25g
5%葡萄糖注射液（500mL）	5% Glucose Injection 500mL	25g
5%葡萄糖注射液（250mL）	5% Glucose Injection 250mL	12.5g
50%葡萄糖注射液（250mL）	50% Glucose Injection 250mL	125g
50%葡萄糖注射液（20mL）	50% Glucose Injection 20mL	10g

Na+ /mmol	K+ /mmol	Ca2+ /mmol	Mg2+ /mmol	Cl- /mmol	HCO3- /mmol	乳糖酶 /mmol	葡萄糖 /mmol	渗透压 /mOsmol·L
	13.4			13.4				2 680
			10					2 030
		4.5		9				1 350
		2.2						670
17.1				17.1				3 420
15				15				308
7.5				7.5				308
38.5				38.5			63.1	560
							126.2	278
							63.1	278
							630.8	2 775
							50.5	2 775

（续表）

中文药名	英文药名	规　　格
10%葡萄糖注射液（500mL）	10% Glucose Injection 500mL	50g
10%葡萄糖注射液（250mL）	10% Glucose Injection 250mL	25g
10%葡萄糖注射液（100mL）	10% Glucose Injection 100mL	10g
5%碳酸氢钠注射液（10mL）	5% Sodium Bicarbonate Injection 10mL	0.5g
5%碳酸氢钠注射液（250mL）	5% Sodium Bicarbonate Injection 250mL	12.5g
20%甘露醇注射液（250mL）	20% Mannitol Injection	50g
注射用水溶性维生素（10mL）	Water-soluble Vitamin for Injection 10mL	硝酸硫铵 3.1mg 核黄素磷酸钠 4.9mg 烟酰胺 40mg 盐酸吡哆辛 4.9mg 泛酸钠 16.5mg 维生素C钠 113mg 生物素 60μg 叶酸 0.4mg 维生素B$_{12}$ 5.0μg

Na$^+$ /mmol	K$^+$ /mmol	Ca^{2+} /mmol	Mg^{2+} /mmol	Cl$^-$ /mmol	HCO$_3^-$ /mmol	乳糖酶 /mmol	葡萄糖 /mmol	渗透压 /mOsmol·L
							252.3	555
							126.2	555
							50.5	555
6					6			1 190
148.8					148.8			1 190
								1 100

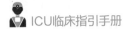

（续表）

中文药名	英文药名	规　　格
脂溶性维生素注射液（Ⅱ）（10mL）	Fat-soluble Vitamin Injection（Ⅱ）10mL	维生素A 0.99mg 维生素D_2 5μg 维生素E 9.1mg 维生素K_1 0.15mg
脂肪乳氨基酸（17）葡萄糖（11%）注射液/卡文（1 440mL）	Fat Emulsion，Amino Acids（17）and Glucose（11）Injection 1 440mL	葡萄糖 885mL 氨基酸 300mL 脂肪乳 255mL
甘油磷酸钠注射液（10mL）	Sodium Glycerophosphate Injection 10mL	甘油磷酸钠 2.16g
多种微量元素注射液（Ⅱ）(10mL)	Multi-Trace Elements Injection（Ⅱ）10mL	$CrCl_3 \cdot 6H_2O$ 53.3μg $CuCl_2 \cdot 2H_2O$ 3.4mg $FeCl_3 \cdot 6H_2O$ 5.4mg $MnCl_2 \cdot 4H_2O$ 0.99mg $Na_2MoO_4 \cdot 2H_2O$ 48.5μg $Na_2SeO_3 \cdot 5H_2O$ 105μg $ZnCl_2$ 13.6mg KI 166μg NaF 2.1mg

Na$^+$ /mmol	K$^+$ /mmol	Ca^{2+} /mmol	Mg^{2+} /mmol	Cl$^-$ /mmol	HCO$_3^-$ /mmol	乳糖酶 /mmol	葡萄糖 /mmol	渗透压 /mOsmol·L
32	24	2	4	47			538.9	750
20								
0.0512	0.001			0.316				

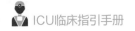

镇静、镇痛指引

镇静、镇痛治疗是ICU需要机械通气患者基本治疗的一部分。重症医学为器官功能障碍的重症患者提供全面而有效的生命支持，镇静治疗能减轻患者的焦虑和躁动，令治疗得以进行。

一、目的和原则

1. 目的

（1）消除或减轻患者的躯体不适感，减少不良刺激及交感神经系统的过度兴奋。

（2）减轻或消除患者焦虑、躁动甚至谵妄，防止患者的无意识行为和挣扎而干扰治疗，保护患者的生命安全。

（3）降低患者的代谢速率，减少其氧耗氧需，使得机体组织氧耗的需求变化尽可能适应受到损害的氧输送状态，并减轻各器官的代谢负担。

2. 原则

（1）镇痛与镇静治疗并不等同，对于同时存在疼痛因素的患者，应首先实施有效的镇痛治疗。

（2）镇静治疗则是在已祛除疼痛因素的基础之上帮助患

者克服焦虑，诱导睡眠和遗忘的进一步治疗。

二、指征

1. **躁动的患者**　在祛除可逆性诱因前提下，躁动的患者应该尽快接受镇静治疗。

2. **机械通气患者**　为改善机械通气患者的舒适度和人机同步协调性，可以给予镇静、镇痛治疗。

3. **谵妄**　ICU患者一旦出现谵妄，应及时处理，提高诊断和治疗操作的安全性和依从性。可预防性采取镇静、镇痛措施。

4. **睡眠障碍者**　应该采取适当措施提高ICU患者睡眠质量，包括改善环境、非药物疗法舒缓紧张情绪。采用非药物措施后仍然存在睡眠障碍者，可应用药物诱导睡眠。

三、目标与评价

镇静的目标是轻度镇静（除非存在禁忌证或以深镇静为治疗目的）。维持轻度镇静，以降低机械通气时间及ICU住院日。

1. **常用镇静评分系统**　定时评估镇静程度有利于调整镇静药物及其剂量以达到预期目标。理想的镇静评分系统应使各参数易于计算和记录，有助于镇静程度的准确判断并能指导治疗。

镇静的目标应当在床旁根据每一名患者情况而确定。

常用镇静评分系统有RASS评分（表9-5），理想的RASS分数是-1 ~ -2分。

表9-5　RASS评分表

+4	有攻击性
+3	非常躁动
+2	躁动焦虑
+1	不安焦虑
0	清醒平静
−1	嗜睡
−2	轻度镇静
−3	中度镇静
−4	重度镇静
−5	昏迷

2. 常用药物表（表9-6）

表9-6　常用镇静药物的负荷剂量参考表

药　　物	起效时间	半衰期	首　　剂
丙泊酚	1~2min	4~10min	1~2mL（0.2~0.5mg/kg），静脉注射。依患者情况，10~15min后可追加1次并通知医生
右美托咪啶	5~10min	1.8~3.1h	无
咪达唑仑	2~5min	1~2.5h	1~2mL(1~2mg)，静脉注射。依患者情况，10~15min后可追加1次并通知医生

有暴力行为

试图拔除呼吸管、鼻导管或静脉输液管

身体激烈移动，无法配合呼吸器

焦虑紧张，但身体只有轻微移动

清醒，自然状态

没有完全清醒，但可维持清醒超过10s

无法维持清醒超过10s

对声音有反应

对身体刺激有反应

对声音和身体刺激都没有反应

维 持 剂 量	副 作 用
0.3～3mg/（kg·h）	注射疼痛、低血压、呼吸抑制、高甘油三酯、诱发胰腺炎、过敏反应、丙泊酚输注综合征
0.2～0.7μg/（kg·h）	心动过缓、低血压、首剂后高血压、丧失气道反射
0.02～0.1mg/（kg·h）	呼吸抑制、低血压

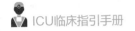

四、治疗流程

选择药物必须根据患者的特征和临床情况进行个体化选择。选择镇静、镇痛药物时需要重点考虑劣性应激的病因、期望的治疗持续时间、患者的临床情况以及与其他药物的潜在相互作用。

（1）寻找潜在原因并处理　如疼痛，首先考虑镇痛：芬太尼50～100μg，静脉注射；或吗啡2～5mg，皮下注射。

（2）确定患者是否需要给予镇静药，例如：激惹或焦虑，首选丙泊酚。

（3）进行镇静评分并设定镇静目标。如无禁忌证，一般为轻度镇静。

（4）对于有创机械通气的患者，单个药物难以达到理想的镇静效果时，在不影响患者血流动力学的情况下，可以联合2种不同种类药物进行镇静以达到理想镇静效果。

（5）由床旁医生判断的以患者为中心的镇静方案才是最佳的，并且应该同时决定镇静深度的目标。

（6）常用镇静、镇痛药物的维持剂量参考表9-7。

表9-7　常用镇静、镇痛药物的维持剂量

药物类型	镇静、镇痛	浓度	初始维持泵速(护理可调的最高泵速)	剂量范围
静脉药物	丙泊酚200mg/20mL	10mg/mL	1.5mL/h（5mL/h）	0.3～3mg/（kg·h）

（续表）

药物类型	镇静、镇痛	浓度	初始维持泵速(护理可调的最高泵速)	剂量范围
静脉药物	芬太尼 0.5mg + 40mL NS	10μg/mL	2mL/h (3mL/h)	<0.001mg/（kg·h）
	右美托咪定 0.2mg + 48mL NS	4μg/mL	4mL/h (6mL/h)	0.2~0.7μg/（kg·h）（2~10ml）
	咪达唑仑 50mg/50mL	1mg/1mL	1mL/h (3mL/h)	0.02~0.1mg/（kg·h）（1~6mg/h）
口服药物	劳拉西泮	2mg/片		2~4mg，每晚用（老年患者推荐初始剂量1~2mg/d，分次服用）

注：如需增加维持泵速速度，需考虑给予追加剂量（使用剂量请参照常用药物表）。如需多次的追加剂量，请通知医生。

（7）如按照指引镇静评分仍未达标，请及时通知医生。

五、使用无创呼吸机患者的镇静流程

（1）并非每个无创呼吸的患者都需要镇静。对无创呼吸患者须进行仔细的评估后才可进行镇静。

（2）对于无创呼吸不耐受的患者，首先识别不耐受的具体原因，如谵妄状态、焦虑、疼痛、呼吸困难或患者的过高期望值。寻找不耐受原因后，首先采用非药物手段处理患者的不耐受，如心理疏导、选择合适的面罩、调整湿化罐温度等。如果以上处理仍然不耐受，可以考虑给予镇静。使用镇静药物应注意监测患者生命体征，避免呼吸抑制、低血压等不良反应。

（3）药物首选右美托咪定。

（唐泽君　曾潍贤）

参考文献

[1] RIKER RR. The new practice guidelines for pain, agitation, and delirium [J]. Am J Crit Care，2013，22(2):153-157.

[2] BARR J1. Clinical practice guidelines for the management of pain, agitation, and delirium in adult patients in the intensive care unit[J]. Crit Care Med, 2013, 41(1):263-306.

[3] PAUL L MARINO. Marino's the ICU book[M]. 4th ed. Baltimore: Lippincott Williams & Wilkins, 2014.

[4] J OGDEN. British National Formulary[J]. Prescriber，2017 28(12):20-24.

全身性过敏反应治疗指引

全身性过敏性反应是指发病迅速的严重过敏反应，可导致死亡。死亡率＞1.6%，如果发生在围手术期，死亡率高达4.1%。

一、诊断标准

以下3种情况的任何一种发生，均可临床诊断为全身性过敏性反应。

（1）皮肤和（或）黏膜急性发作（几分钟或几小时之内）的疾病，如：荨麻疹、瘙痒、红疹、嘴唇或舌头肿胀，并且伴有以下任一表现。

1）呼吸困难 支气管痉挛、喉部哮鸣音、低氧血症。

2）低血压或相关器官功能不全，如：虚脱感、晕厥、尿失禁等。

（2）暴露于可疑过敏原后数分钟或数小时发生的≥2个以下表现。

1）皮肤黏膜组织受累。

2）呼吸系统受损。

3）血压降低或出现相关伴随症状。

4）持续的胃肠道症状，如：腹部痉挛性疼痛、呕吐等。

（3）暴露于已知的过敏原后，数分钟至数小时内出现血压降低，收缩压<90mmHg（或比患者基础血压下降30%）。

二、严重程度分级（Ring-Messmer分级）

Ⅰ级：只有皮肤受累（局部或全身），表现为红斑、荨麻疹。

Ⅱ级：中度器官功能障碍，表现为低血压、心动过速、咳嗽、呼吸困难、喘息、恶心、呕吐、腹泻。

Ⅲ级：严重器官功能障碍，表现为心律失常、支气管痉挛、明显的消化道症状。

Ⅳ级：心跳或呼吸骤停。

三、可能的药物过敏原

（1）神经肌肉阻滞剂 琥珀胆碱、阿曲库铵、罗库溴铵。

（2）抗生素。

（3）阿片类/胶体液。

（4）乳胶。

（5）安眠药。

（6）氯己定。

（7）鱼精蛋白。

四、临床特点

1. 循环系统症状

（1）大部分首先表现为分布性休克，接下来是毛细血管渗漏所导致的低血容量性休克。

（2）由于急性冠状动脉综合征导致的心源性休克（Kounis综合征）。

（3）急性右心功能衰竭，最为典型案例：鱼精蛋白过敏。

（4）心跳骤停。

2. 呼吸系统症状 支气管痉挛、呼吸困难、氧饱和度降低等。

3. 消化道系统症状 恶心、呕吐、腹泻、腹痛等。

4. 其他症状 血液浓缩、精神状态异常等。

五、临床治疗

（1）脱离过敏原。

（2）增加吸氧浓度（甚至浓度达100%）。

（3）开放气道

1）因喉头水肿可能进展迅速，不可延迟开放危重患者的气道。

2）必要时给予正压通气。

（4）肾上腺素 严重程度达Ⅱ级、Ⅲ级患者可能需要给予肾上腺素。

1）每1～2min静脉注射肾上腺素10～100μg，目标：维持平均动脉压60mmHg以上（对于服用β受体阻滞剂的患者可能需要更高剂量肾上腺素）。

2）危重患者开始则以0.01～0.2μg/（kg·min）静脉输注肾上腺素。

3）每5～10min可在股外侧肌内注射肾上腺素0.1～0.5mg。

4）对治疗后（包括液体复苏与使用1mg肾上腺素）10min内无反应患者，可给予血管加压素2～40U静脉注射，可逆转组胺所导致的血管舒张效应。

5）氯苯那敏（最大剂量：10mg，6h1次）肌内注射或静脉注射。

（5）液体复苏　怀疑过敏原为胶体液，则避免使用胶体液进行复苏。

（6）解除支气管痉挛

1）给予支气管扩张剂，如：沙丁胺醇气雾剂等。

2）严重患者需静脉使用沙丁胺醇（100～200μg，静脉注射，后5～25μg/min持续静脉输注）。

（7）心跳骤停

1）立即抢救（详见"心肺复苏指引"）。

2）1～2min静脉注射肾上腺素1次。

（8）氢化可的松　氢化可的松注射液200mg，静脉注射，6h1次。病情缓解后可逐渐减少使用剂量。

（9）监测24h患者生命体征及临床表现，以防双相过敏性休克反应（初始全身性过敏反应事件明显缓解后，症状在未再接触过敏原的情况复发）发生。

六、其他重要事项

（1）给予患者开具药物医嘱前务必询问、核对患者既往过敏史。

（2）如果可能，在全身性过敏反应发生时及发生24h内检测患者血中肥大细胞类胰蛋白酶。

（3）务必在病历系统中记录清楚患者全身性过敏反应事件过程。

（4）务必告知患者本人和家属，避免使用类似过敏药物，防止过敏事件发生。

（唐泽君　曾潍贤）

参考文献

[1] GOUEL-CHÉRON A. Management of anaphylactic shock in the operating room[J]. Presse Med, 2016, 45(9):774-783.

[2] LAVONAS EJ.Special circumstances of resuscitation: 2015 American Heart Association guidelines update for cardiopulmonary resuscitation and emergency cardiovascular care[J]. Circulation，2015, 132(18 Suppl 2):501-518.

10

其他

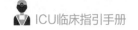

热射病治疗指引

中暑分为：热痉挛、热晕厥、热衰竭和热射病，其中热射病是指威胁生命的中暑，以体温调节中枢功能障碍为特征，导致体温明显升高、多系统损伤和多器官功能衰竭，死亡率为21%～63%。

一、诊断

临床诊断包括以下几点：

（1）核心体温＞40.5℃。

（2）神经功能障碍　常见谵妄、昏迷。

（3）高温环境。

（4）排除其他导致高热的原因。

二、其他导致高热的原因

1. 中枢神经系统疾病

（1）出血。

（2）感染　①脑膜炎。②脑炎。③疟疾。

2. 脓毒症　需考虑的其他感染，如：斑疹伤寒、伤寒、疟疾等。

3. **恶性高热**　某些药物导致，如：吸入性麻醉剂、去极化肌松药等。

4. **抗精神病药物恶性症候群**　使用抗精神病药物所致。特点：高热、强直（肌肉强直、铅管样强直、严重的运动障碍、运动不能）、自主神经失调（心动过速、呼吸困难）、意识改变等。

5. **五羟色胺综合征**　使用三环类抗抑郁药物、选择性5-HT重吸收抑制剂所致。特点：精神状态改变、神经肌肉兴奋性异常、自主神经运动功能障碍三联症

6. **内分泌危象**

（1）甲状腺功能亢进症危象。

（2）嗜铬细胞瘤。

7. **药物**

（1）抗胆碱能药物　如阿托品中毒。特点：皮肤干热、心动过速、瞳孔扩大。

（2）安非他明。

（3）可卡因 。

三、临床分型及表现

1. **分型**

（1）劳力性热射病

1）多见于健康青壮年，在高热环境进行重体力劳动后发生，如：马拉松比赛、军训、户外体力劳动者。

2）产热大于散热 。

3）特点 约50%患者持续出汗、严重乳酸酸中毒、横纹肌溶解、急性肾功能衰竭、低钙血症、低血糖、DIC等。

（2）典型热射病

1）多见于老年虚弱患者，湿热环境，饮水少。

2）患有慢性疾病，服用某些影响散热的药物，如：降压药、抗胆碱能药物、利尿剂等。

3）特点 无汗、轻度乳酸酸中毒、肌酸激酶（CK）轻度升高、少尿、血钙正常、血糖正常、轻度凝血功能紊乱。

2. 临床表现

（1）体温>40.5℃。

（2）明显中枢神经系统障碍

1）表现 典型表现为昏迷、谵妄，也可表现为：行为奇特、幻觉、角弓反张、动眼危象、肌肉强直、粗颤、张力障碍性运动、抽搐、小脑功能障碍。

2）瞳孔散大固定（可逆转）。

3）脑电图异常放电（可逆转）。

4）腰椎穿刺 脑脊液清亮、淋巴细胞增多、蛋白升高。

5）影像学检查 小脑可见少量出血。

6）可能出现永久性脑损伤，如：小脑功能受损、偏瘫、人格改变。

（3）皮肤发热，可有出汗。

（4）20%~65%出现循环系统功能障碍

1）高动力型（大部分） 外周血管扩张、心动过速、右心扩大。

2）低动力型。

3）常发生心律失常。

（5）呼吸系统　呼吸加快、呼吸性碱中毒。

（6）出血倾向。

（7）急性肠系膜血管收缩导致腹泻。

（8）早期肝酶明显升高。

（9）24～72h出现黄疸。

四、治疗

1. 降温

（1）诊断明确前应进行降温

1）延迟降温会增加死亡率。

2）可明显改善意识水平和循环系统。

（2）联合采用蒸发、对流的方法

1）做法　①去除患者衣裤。②凉水擦浴（15℃）。③电扇吹散热空气。

2）上述做法大多时候有效。

3）当体温≤39℃可停止。

（3）其他方法

1）冰袋（导热障碍，单独使用无效）。

2）降温毯。

3）胃或膀胱灌洗。

4）体外循环。

（4）不推荐使用浸泡降温，可能导致心脏骤停。浸泡只考虑应用于年轻健康患者。

（5）持续监测核心体温，如：直肠温度。

（6）维持体温在37～38℃。

（7）避免皮肤血管收缩和体温过低。

（8）避免使用大剂量对乙酰胺基酚（可导致肝功能损害）和水杨酸（可加重凝血功能紊乱）。

2. 复苏

（1）保证气道通畅，确保足够氧供。

（2）循环

1）首选冷的静脉液体复苏。

2）通常在最初4h给予1 200mL液体。

3）液体复苏直至血压为90/60mmHg或中心静脉压为12cmH$_2$O。

4）谨慎使用α受体激动剂，其可导致外周血管收缩，降低皮肤热交换，加重肝、肾缺血。

5）避免使用抗胆碱能药物。

6）液体复苏会增加急性肺水肿发生率。

五、并发症及其处理

1. 横纹肌溶解

（1）碱化尿液　尿pH>6.5。

（2）维持尿量在>2mL/（kg·h）。

（3）可能需要肾脏替代治疗。

2. 寒战

（1）首选苯二氮䓬类药物。

（2）避免使用氯丙嗪，可能导致低血压、癫痫、散热障碍。

3. 凝血功能紊乱 静脉输注新鲜冰冻血浆。

（唐泽君）

参考文献

[1] YK CHAN. Management of heat stroke[J]. Trends in Anaesthesia and Critical Care,2015,5(2-3):65-69.

[2] GAUDIO FG. Cooling methods in heat stroke[J]. The Journal of Emergency Medicine, 2016, 50(4):607-616.

[3] JOHN MARX. Rosen's Emergency Medicine Concepts and Clinical Practice[M]. 9th edition. Philadelphia: Elsevier, 2018.

[4] SINGLETARY EM. 2015 American Heart Association and American Red Cross guidelines update for first aid[J]. Circulation, 2015, 132(18):S574-589.

[5] BOUCHAMA A1. Cooling and hemodynamic management in heat stroke: practical recommendations[J]. Critical Care,2007, 11(3):54.

[6] BOUCHAMA. Oxford Textbook of Critical Care[M]. 2nd edition. Oxford: Oxford University Press, 2016.

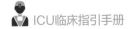

早期活动治疗指引

25%～100%入ICU的患者在48h内发生神经肌肉功能退化，导致生理依赖，需要更长时间恢复，甚至在出院后出现认知功能障碍加重，<50%的患者可以恢复至发病前的状态。制动会导致谵妄、肌肉减少、肌肉力量减弱、ICU获得性无力（轴索神经退化、肌球蛋白减少），导致预后不良，影响生活质量。

在ICU治疗期间，通过鼓励患者尽早（入ICU后2～5天）进行功能锻炼（图10-1），是一种生理和认知功能康复的预防措施。

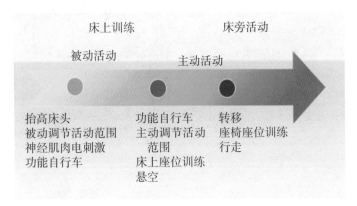

图10-1 ICU早期活动序贯方案

一、早期活动的好处

（1）减少谵妄发生和持续的时间。

（2）减少机械通气时间。

（3）减少入住ICU时间及住院天数。

（4）促进出院后功能恢复。

目前早起活动已成为常规、安全、有效的ICU ABCDE策略性治疗的一环：A.唤醒；B.呼吸；C.配合；D.谵妄管理；E.早期活动。

二、治疗方案

（1）依据患者当时的生理状态选择方案，生理状态包括：呼吸状态、心血管状态、神经精神状态、管道/管路病况、肌力情况。

（2）原则

1）尽早开始（入ICU后2～5天）。

2）每天评估患者情况（附件1，附件2）。

3）与物理治疗师、主管医生沟通确认。

4）渐进式活动锻炼。

5）锻炼期间密切监测患者生命体征。

6）必要时，随时终止锻炼（附件3）。

三、具体活动锻炼安排与方法（附件4）

（1）床上被动锻炼。

（2）床上主动锻炼。

（3）床旁活动锻炼。

（唐泽君　潘夏蓁）

参考文献

[1] BM ANN. ICU Liberation[J]. Critical Care Medicine，2015，43（12 Suppl 1）:11.

[2] CAMERON S1. Early mobilization in the critical care unit: a review of adult and pediatric literature[J]. J Crit Care，2015，30(4):664-672.

[3] HODGSON CL. Expert consensus and recommendations on safety criteria for active mobilization of mechanically ventilated critically ill adults[J]. Crit Care，2014,18(6):658.

[4] GOSSELINK R. Physiotherapy for adult patients with critical illness: recommendations of the European Respiratory Society and European Society of intensive care medicine task force on physiotherapy for critically ill patients[J]. ICM，2008，34(7):1188-1199.

[5]AHRQ. Early mobility guide for reducing ventilator associated events [J]. Agency for Health Research & Quality，2017，16(17):0018.

附件1 每天评估患者情况（图10-2）

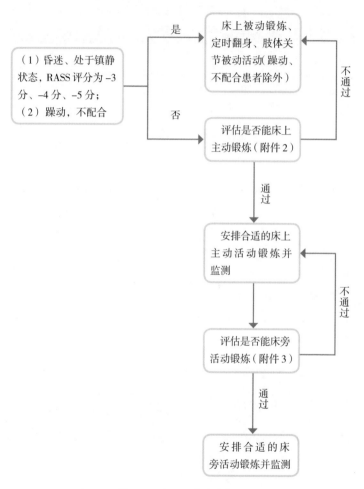

图10-2 每天评估患者情况

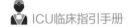

附件2　危重患者床上主动活动锻炼评估单（表10-1）

表10-1　危重患者床上主动活动锻炼评估单

姓名：	患者号：	诊断：	日期时间：

Part 1

任何一项"是"的，患者不适合做床上主动活动锻炼；全部"否"的，请继续评估Part2部分

	是	否
1. 心血管系统　高血压急症，需要静脉降血压药物	□	□
2. 神经系统		
（1）不稳定的脊柱	□	□
（2）未控制的抽搐（24h未再发生抽搐即为控制）	□	□
（3）颅内高压（持续ICP＞15mmHg，或出现阳性体征：头痛、呕吐）	□	□
3. 其他　活动后出血	□	□

Part 2

任何一项"是"的，均需向管床医生确认，患者是否适合做床上主动活动锻炼；全部"否"的，则患者可以做床上主动活动锻炼

1. 心血管系统		
（1）中/高剂量及以上血管活性药（去甲肾上腺素10mg≥5mL/h）	□	□
（2）严重肺动脉高压：①超声报告显示；②无超声报告患者需注意是否出现心脏器质性病变或COPD等）	□	□
（3）有症状的心动过缓：①出现低血压。②阳性体征：轻者乏力、头晕、反应迟钝，严重者可有黑蒙、晕厥或阿-斯综合征发作）	□	□
（4）心率＞120次/分	□	□
（5）持续心肌缺血（出现心绞痛、心肌梗死表现：心前区闷痛、胸闷、气促等）	□	□

（续表）

2．呼吸系统	是	否
（1）$FiO_2 > 60\%$	☐	☐
（2）$PEEP > 10$	☐	☐
（3）呼吸频率＞30次/分	☐	☐
（4）人机不同步	☐	☐
（5）$SpO_2 < 90\%$	☐	☐
3．神经系统		
（1）谵妄并且不能遵嘱活动	☐	☐
（2）动脉瘤夹闭后血管痉挛	☐	☐
（3）处于浅镇静（RASS为-1分、-2分）或者躁动（RASS＞2分）	☐	☐
（4）需要颅内压监测	☐	☐
（5）帽状腱膜下引流	☐	☐
（6）颅骨切除术	☐	☐
（7）急性脊髓损伤	☐	☐
4．其他		
（1）急性深静脉血栓/肺动脉栓塞	☐	☐
（2）任何原因导致的休克伴乳酸＞4mmol/L	☐	☐
（3）股动脉/静脉鞘管	☐	☐
（4）不稳定骨折（脊柱、长骨、骨盆）	☐	☐
（5）高热	☐	☐
（6）低温治疗	☐	☐

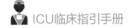

附件3　危重患者需要立即中止活动锻炼的情况（表10-2）

表10-2　危重患者需要立即中止活动锻炼的情况

姓名：	患者号：	诊断：	日期时间：

任何一项"是"的，均需立即停止活动锻炼

	是	否
1．心血管系统		
（1）收缩压或舒张压下降＞20%	☐	☐
（2）收缩压＜90mmHg或＞180mmHg	☐	☐
（3）平均动脉压＜65mmHg或＞110mmHg	☐	☐
（4）心率较基础情况升高＞20次/分	☐	☐
（5）需要新加血管活性药物或增加剂量	☐	☐
（6）心率＜40次/分	☐	☐
（7）新发心律失常	☐	☐
（8）心肌缺血	☐	☐
2．呼吸系统		
（1）SpO_2比基础情况下降＞4%	☐	☐
（2）呼吸支持提高	☐	☐
（3）呼吸频率较基础情况升高20%	☐	☐
3．其他		
（1）患者开始出现躁动，不合作，不希望继续	☐	☐
（2）患者开始出现窘迫、出汗，或出现心力衰竭症状	☐	☐

附件4 具体活动锻炼安排与方法（表10-3）

表10-3 具体活动锻炼安排与方法

床上被动锻炼	床上主动锻炼	床旁活动锻炼
1. 体位摆放：避免长时间（2h以上）仰卧位，可交替选择四分之一侧卧位、床头抬高30°、头高脚低30°	1. 四肢关节主动活动	1. 体位转移训练：由卧位–翻身–坐位–站立
	2. 躯干活动：拱桥运动、床上翻身训练	2. 床旁坐位
		3. 床旁坐位上肢运动（举轻量哑铃）、下肢运动（脚踏车）
2. 四肢关节被动活动5～10次，1天2次	3. 床上功率自行车训练（主动模式）	
3. 床上功率自行车训练（被动模式）	4. 肺功能训练：激励式呼吸训练器	4. 站立、踏步训练（可站立架辅助）
	5. 床上坐位训练	5. 步行训练（携带便携式呼吸机、监视器）
		注意：4、5需要在物理治疗师辅助下进行

四肢关节主动/被动活动方式

（1）上肢　抬高手臂、曲伸肘、曲伸腕及握拳训练

（2）下肢　髋关节和膝关节屈伸、外旋、内旋运动，踝泵运动、直腿抬高/股四头肌力量训练

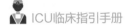

（一）上肢活动锻炼（以下锻炼方式均适用主动、被动锻炼，图10-3至图10-6）

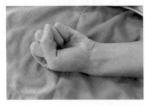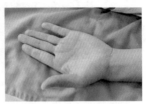

图10-3　握拳运动

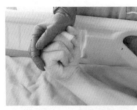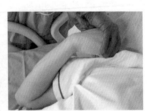

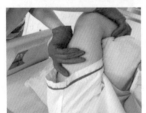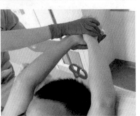

图10-4　上肢腕关节、肘关节、肩关节的屈伸运动

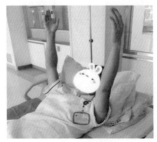

图10-5　抬高手臂运动

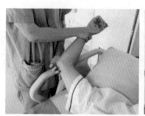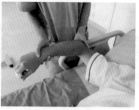

图10-6　上肢肩关节的内旋及外旋运动

（二）下肢活动锻炼（以下锻炼方式均适用主动、被动锻炼，图10-7至图10-11）

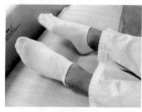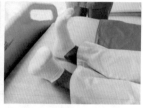

图10-7　下肢踝关节的屈伸运动（主动锻炼时即为踝泵运动）

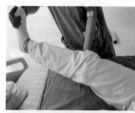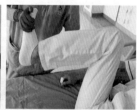

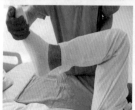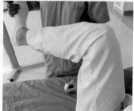

图10-8　下肢膝关节的屈伸、外旋及内旋运动

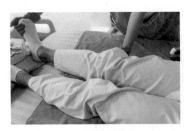
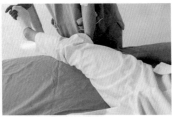

图10-9 下肢髋关节的内旋外展运动

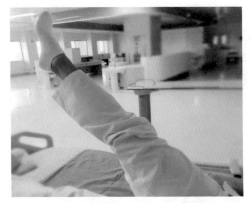

图10-10 直腿抬高/股四头肌力量训练

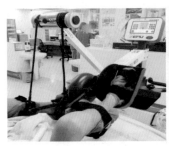
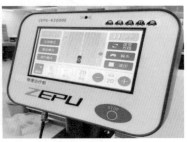

图10-11 床上功率自行车训练（分主动及被动模式）

（三）肺功能训练（图10-12）

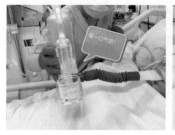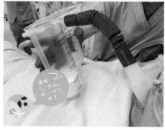

图10-12　激励式呼吸训练器（主动活动锻炼）

（四）躯干活动（图10-13）

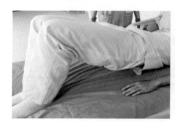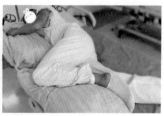

图10-13　拱桥运动、床上翻身训练（主动活动锻炼）

（五）体位转移训练（图10-14）

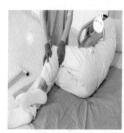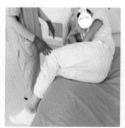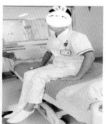

图10-14　由卧位—翻身—坐位—站立（主动活动锻炼）

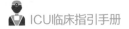
（六）床上坐位（图10-15）

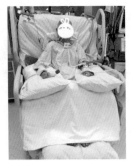

图10-15　床上坐位锻炼

（七）床旁坐位（图10-16）

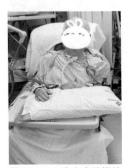

图10-16　床旁坐位锻炼

（八）哑铃锻炼（图10-17）

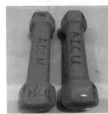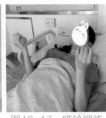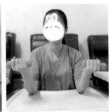

图10-17　哑铃锻炼

转运指引

无论在院内或院外转运危重患者都是风险极高的过程。危重患者因自身严重疾病导致生理储备下降，因此在转运此类患者前需做好转运前评估、准确沟通、完善准备工作。为保证转运患者生命安全，结合ICU临床工作，参考文献资料，制定此转运指引。

流程

1. **启动**　做出转运决定前，对转运风险和获益进行评估。

2. **沟通**　做出转运决定后，应进行清晰准确的沟通，包括：与患者、患者家属沟通，转运团队沟通以及转运目的地沟通。

3. **患者评估**　患者是否需要血管活性药物（去甲肾上腺素、多巴酚丁胺等）维持血压，是否需要呼吸机支持（有创或无创呼吸机），是否使用镇静、镇痛药物（丙泊酚、咪达唑仑、芬太尼等）治疗等。

4. **准备**

（1）转运团队人员准备、患者准备、转运设备准备及应急设备准备。

（2）转运核查单是保证转运安全的必备工具，医护人员应根据患者病情、转运目的进行针对性的准备。详细准备内容见如下转运核查单。

1）危重患者院内转运核查单（附件1）。

2）危重患者转院核查单（附件2）。

5. **监测** 危重患者因自身严重疾病导致生理储备下降，在转运此类患者过程中，病情随时可能出现变化，因此在完整的转运过程中，医护人员必须时刻监测患者的生命体征，且转运过程站在患者头侧。

6. **质量改进** 任何转运相关不良事件发生，均应讨论、总结、上报并持续改进。

（唐泽君　曾潍贤）

参考文献

WARREN J. Guidelines for the inter- and intrahospital transport of critically ill patients[J]. Critical Care Medicine，2004, 32(1):256-262.

附件1 危重患者院内转运核查单（表10-4）

表10-4 危重患者院内转运核查单

姓名_____ 患者号_____ 转运去向_____

转运日期_____ 离开时间_____ A返回时间_____

1. 指征	完成	不需要
（1）已经开医嘱及申请单，已告知家属或签署知情同意书	☐	☐
（2）已评估转运的高风险因素并进行了初步处理	☐	☐
2. 患者准备		
（1）离开前生命体征记录：GCS__，BP：__mmHg，HR__次/分，SpO$_2$__%，RR__次/分		
（2）静脉通路通畅	☐	☐
（3）途中需持续输注的药物确认	☐	☐
（4）气管插管，各管道、导管、引流管均在位，固定良好	☐	☐
（5）EVD/ICP引流管靠近患者颅脑端三通已关闭	☐	☐
（6）监护床是否已经回缩到最短距离，床尾外挂物件已取下（注意：进电梯时床头先进，仪器靠床尾后进）	☐	☐
（7）气道分泌物有效清除	☐	☐
3. 仪器物品准备		
（1）呼吸支持		
1）自主呼吸　面罩给氧：___L/min，或鼻导管给氧___L/min 或气切给氧___L/min	☐	☐
2）有创呼吸机(换Resmed转运呼吸机)		
电量充足，氧气瓶剩余氧气压力>10MPa	☐	☐
呼吸机连接已消毒管路，模肺测试通过(呼气阀安装正确，压力测试、漏气测试均通过)	☐	☐

（续表）

	完成	不需要
氧气管连接氧气瓶听到两声"咔"，打开氧气	☐	☐
医生确认参数设置，护士确认呼吸机"开始通气"	☐	☐
接患者观察2min:呼吸音正常☐ 胸廓运动正常☐ SpO₂>90%☐ 气道压力10~35cmH₂O☐ 无杂音☐		☐
3）无创呼吸机（V60无创直接转运）		
带10L氧气瓶（MRI专用氧气瓶）和5L氧气瓶（氧气压力>10MPa）各1个，放床尾	☐	☐
更换为无创呼吸机专用的长氧气管，带长电源线的电插板（到达后立即连接交流电供电和墙上设备带氧源）	☐	☐
取下无创呼吸机主机放患者两腿中间（不带湿化装置）	☐	☐
氧气管连接氧气瓶听到两声"咔"，打开氧气。观察患者呼吸，注意全面罩的密闭性，漏气大时及时调整	☐	☐

		完成	不需要
4）MRI检查	①自主呼吸：需连接5根氧管。②有创呼吸机：监护室：用MRI专用呼吸机和3米长米黄色呼吸管路、专用氧气筒、微量泵泵入药物连接7根延长管。电梯间：先进床，放一侧床栏，床靠墙，呼吸机与床尾并排。MRI室：呼吸机放在黄色警戒线外（若预计检查时间超过1h，检查前更换为MRI室40L氧气筒）	☐	☐
	MRI检查需确保患者无安装起搏器、假牙以及其他不适合MRI检查的金属类物件	☐	☐
（2）心电监护 转运监护仪电量充足		☐	☐
（3）注射泵蓄电充足，工作正常		☐	☐

（续表）

	完成	不需要
（4）急救转运箱(药品齐全)	☐	☐
（5）隔离衣	☐	☐
（6）检查相关文书		
普通CT、MRI：带检查申请单	☐	☐
增强CT、MRI：带检查申请单、知情同意书、增强患者需知及评估单、高压注射器护理执行单、药物执行单	☐	☐
手术、介入手术等需携带病历、影像报告单等	☐	☐
（7）其他转运设备　如吸痰设备、除颤仪等	☐	☐
4. 沟通		
（1）已与对方科室沟通确认检查时间、地点	☐	☐
（2）已告知对方科室是否需要隔离	☐	☐
（3）出科室前已再次告知对方科室准备出发	☐	☐

5. 到达时生命体征记录

GCS：_____，BP：_____mmHg，HR：_____次/分，
SpO_2：_____%，RR：_____次/分

途中/检查过程中特殊情况记录：

注：转运至手术室或介入室，请对方医护人员确认到达时生命体征

麻醉医生：　　　　　　转运医生：

麻醉/介入护士：　　　　转运护士：

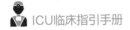

附件2 危重患者转院核查单（表10-5）

表10-5 危重患者转院核查单

姓名_____ 患者号_____ 诊断_____

1. 流程准备

（1）管床医生报告上级医生，经医疗事务部/总值完成院外会诊，确认院日期和时间

（2）家属同意并签署《转诊转运途中风险告知书》《120急救车转运患申请表》（医生CIS系统打印）

（3）联系院前急救值班医生确认转运时间，隔离患者需提前告知，确120是否提供转运箱、吸痰器

注意：120急救车不提供转运监护仪、注射泵、转运氧气筒，车内大氧筒无法连接科室的转运呼吸机

2. 患者准备

（1）离开前生命体征记录：GCS_____，BP_____mmHg，HR_____次/分SpO$_2$_____%，RR_____次/分

（2）静脉通路通畅

（3）确认途中需持续输注的药物

（4）气管插管，各管道、导管、引流管均在位，固定良好，胸管未夹闭

（5）气道分泌物有效清除

3. 仪器物品准备

（1）呼吸支持

1）无需转运呼吸机 带氧气表的2L氧气瓶（氧气压力＞5MPa） 鼻导面罩_____L/min给氧

接收医院科室＿＿＿＿＿＿　　　　转运日期时间＿＿＿＿＿＿

	完成		不需要
	☐		☐
	☐		☐
	☐		☐
	☐		☐
	☐		☐
	☐		☐
	☐		☐
	☐		☐

	完成		不需要
	☐		☐

（续表）

2）需转运呼吸机 带氧气阀的5L氧气瓶（氧气压力＞10MPa），再带1氧气阀，连接车内的大氧气瓶	

电量充足

呼吸机连接已消毒管路，模肺测试通过(呼气阀安装正确，压力测试漏气测试均通过)

打开氧气，氧气管连接氧气瓶听到两声"咔"

医生确认参数设置

连接患者测试2min：呼吸音正常□ 胸廓运动正常□ SpO_2＞90%□
　　　　　　　　气道压力10～35mmHg□ 无杂音□

（2）转运模块 检查电量是否充足

（3）注射泵蓄电充足，工作正常

（4）隔离衣

（5）患者物品交给家属（与医生确认对方医院是否需要影像资料，若要应提前告知影像科打印）

4. 与接收医院科室确认患者目前病情，需要准备的用物，是否需要隔离出发时间，预计到达时间

5. 到达时生命体征记录

GCS_____；BP_____mmHg；HR_____次/分；SpO_2_____%；RR_____次/分

转运过程中特殊情况记录：

接收医生/护士： 转运医生： 转运护士：

备注：请对方医护人员确认到达时生命体征，此单带回科室存病历

完成	不需要
☐	☐
☐	☐
☐	☐
☐	☐
☐	☐
☐	☐
☐	☐
☐	☐
☐	☐
☐	☐
☐	☐
☐	☐